金师起点书系

修身之道

房 勇 黄良瑜/主编

中国财富出版社

图书在版编目（CIP）数据

修身之道／房勇，黄良瑜主编．—北京：中国财富出版社，2017.4
（金师起点书系）

ISBN 978 - 7 - 5047 - 6457 - 7

Ⅰ．①修…　Ⅱ．①房…　②黄…　Ⅲ．①养生（中医）　Ⅳ．①R212

中国版本图书馆 CIP 数据核字（2017）第 096110 号

策划编辑 宋宪玲		**责任编辑** 宋宪玲		
责任印制 石　雷		**责任校对** 孙会香　张莒莒		**责任发行** 张红燕

出版发行	中国财富出版社	
社　　址	北京市丰台区南四环西路 188 号 5 区20 楼　**邮政编码**　100070	
电　　话	010－52227588 转 2048/2028（发行部）　　010－52227588 转 307（总编室）	
	010－68589540（读者服务部）　　　　010－52227588 转 305（质检部）	
网　　址	http://www.cfpress.com.cn	
经　　销	新华书店	
印　　刷	北京京都六环印刷厂	
书　　号	ISBN 978 - 7 - 5047 - 6457 - 7/R · 0095	
开　　本	710mm×1000mm　1/16	**版　次** 2017 年 7 月第 1 版
印　　张	11.75	**印　次** 2017 年 7 月第 1 次印刷
字　　数	147 千字	**定　价** 39.80 元

编委会

序言
长寿乡之首——巴马

据第六次全国人口普查的数据显示，2010 年我国人口平均寿命为 74.83 岁。其中男性人口平均寿命为 72.38 岁，女性人口平均寿命为 77.37 岁。在我国人口平均预期寿命在不断提高，女性提高的速度比男性快，这与世界其他国家平均预期寿命的变化规律是一致的。

按照国际标准，每 10 万人中至少应有 7 位健康的百岁老人才能称得上"世界长寿之乡"，在我国，总人口二十多万人的广西巴马瑶族自治县却有健康百岁老人 74 位，每 10 万人中拥有 30.8 位百岁老人，是国际标准的 4.4 倍。在五个被国际自然医学会认定的世界长寿之乡中，巴马是长寿乡之首。

巴马人长寿现象源远流长。早在清朝嘉庆年间，嘉庆皇帝闻知巴马境内有一瑶族老人名叫蓝祥，142 岁高寿，特题诗"烟霞养性同彭祖，花甲再周衍无极"赠予。清光绪戊戌年，光绪皇帝钦命广西提督冯子才为那桃乡平林村邓诚才题赠"惟仁者寿"的匾牌，现该匾为邓家的第四代孙完好保存。

1960 年秋，武汉医学院长寿科学研究所专家根据广西壮族自治区卫生厅和公安厅提供的线索，首次到巴马做长寿考察，巴马的长寿现

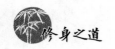

象引起了国内专家关注。

1982 年《人民日报》报道了巴马的长寿现象，新华社用各种语言向世界播发，美国之音、法国路透社、中国香港《大公报》《明报》《文汇报》同时转载后，引起世界的广泛关注与重视，先后有美国、英国、意大利、加拿大、日本、韩国、德国、泰国、新加坡、马来西亚、丹麦、西班牙、比利时及中国香港、中国澳门、中国台湾等 30 多个国家和地区的新闻媒体记者、医学专家及大批游客慕名到巴马访问、观光、研究。西日本电视台拍摄的电视专题片《桃源乡纪行·巴马之行》在年度评比中获日本全国金奖，并于同一时间在日本26 家电视台同时播放，全日本 1/6 的人收看了该专题片。

结合巴马乡长寿老人的长寿经验，本书提出以下几点关于身心健康方面的建议：

膳食调节，定时定量，有节制，有规律，注意食物配伍，吃出营养，注意食物相克，吃出健康；

做个勤劳的人，起居有常，劳动不仅有利于社会和他人，更有利于自己的健康；

不能私心太重，不要斤斤计较，跟自己过不去就是没病找病；

看淡荣辱富贵，受得住委屈，保持一颗平常心，笑对生活中的不如意；

不要幻想不得病，一旦得了病就要信心十足地去面对、去斗争，相信自己一定能战胜疾病！

关注健康长寿，就要预防各种疾病，如高血压、高血脂、糖尿病、冠心病、肝胆疾病、肠胃疾病、骨质疏松、慢性支气管炎等常见病，最重要的是，对于时刻存在于身边的各种疾病，我们要知道如何降低引发疾病的风险、延缓发病时间。

目录
CONTENTS

第一章

揭开巴马长寿之乡的秘密

不健康的生活方式，不科学的饮食习惯，不正常的作息规律……都会导致人体的衰老，甚至死亡。联合国世界卫生组织警告每一位中老年人："千万不要死于无知！"

第一节

巴马人为什么长寿——自然环境

巴马瑶族自治县被誉为"世界长寿之乡·中国人瑞圣地"，隶属于广西壮族自治区河池市，位于广西西北部，与百色、田阳、田东、平果、大化、东兰、凤山、凌云等市县毗邻。

巴马所处的地理位置如图 1－1 所示。

全县总面积 1971 平方千米，聚居着瑶、壮、汉等 12 个民族，2012 年巴马县总人口 27 万人，县城建成区面积 8 平方千米，常住人口有 6 万人。巴马地势西北高，东南低，境内山多地少，素有"八山

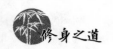

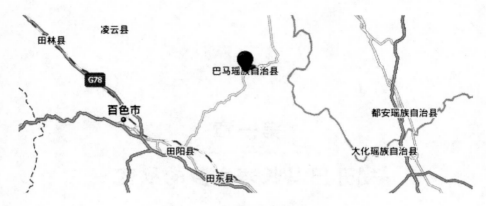

图1-1 巴马所处的地理位置

一水一分田"之称，土地显得很珍贵。

据第二次到第五次全国人口普查，巴马百岁以上寿星占人口的比例之高居世界五个长寿乡之首。巴马还是"中国香猪之乡"。2005年，巴马香猪通过国家地理标志产品保护。

巴马人为什么长寿呢？巴马拥有得天独厚的自然环境，如图1-2所示。

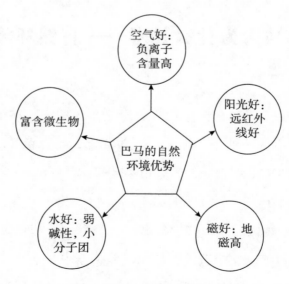

图1-2 巴马的自然环境优势

1. 空气好：负离子含量高

在巴马地区，空气中的负氧离子含量很高，巴马著名的旅游景点如水晶宫、百魔洞、百鸟岩等，每立方厘米的负氧离子竟高达2万~5万个，而在北京、上海、广州等大城市，每立方厘米的负氧离子只有200~300个。

我们知道，负氧离子被称为"空气中的维生素"和"长寿素"，能够通过人的神经系统及血液循环对人的机体生理活动产生影响。负氧离子具有良好的生物活性，易于透过人体血脑屏障，进入人体发挥其生物效应。

（1）负氧离子能改善肺的换气功能，增加肺活量，起到止咳、平喘、祛痰的作用。

（2）负氧离子能够改善和调节神经系统和大脑的功能状态，调节抑制兴奋过程，起镇定安眠、稳定情绪的作用。

（3）负氧离子能够促进人体的生物氧化和新陈代谢，能改善心肌功能。

（4）适量的负氧离子对许多老年人的常见病、多发病具有预防和治疗作用。

巴马地区森林覆盖率高、河流冲刷及海拔高等原因，使得这里的空气十分清新宜人。负离子不仅能起到净化空气作用，而且使人精神振奋，增强机体抵抗力，促进新陈代谢过程，消除呼吸道炎症，缓解支气管哮喘，稳定血压。到过巴马的人都有这样的一种感受，一口气爬一两百米，一点都不觉得累，而这其中的原因，就是空气中负离子含量高。

2. 阳光好：远红外线好

巴马地区的阳光指数也很特别，其红外线和紫外线的强度都恰到

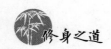

好处。巴马长寿老人之所以没有心血管类疾病，与巴马的阳光指数强度有很大的关系。国内不少医学专家来到巴马寻找阳光指数的规律，在不同的季节有不同的阳光指数，在特定的日期、特定的时间和特定的气候中进行户外活动，对身体十分有益。这对治疗心血管类的疾病有明显的效果。

阳光就是太阳光线。到达地球表面的光线分为紫外线、可视光线、远红外线。紫外线简称 UV，对人体最有影响，伤害最大。在巴马地区高磁场的反作用下，有害的紫外线被反射回去，保留了远红外线。

巴马在高磁场的作用下，不仅日照时间平均 5 小时，而且 80% 以上是被誉为"生命之光"的 4~14 微米波长的远红外线。即使在烈日下，人们也不会感觉光照毒辣。

由于巴马的阳光 80% 都是被称为"生命之光"的远红外线，远红外线不仅能激活水，更能不断地激活人体组织细胞，增强人体新陈代谢，改善微循环，提高人体免疫力。

3. 磁好：地磁高

地球的一般地区地磁约在 0.25 高斯，而巴马的地磁高达 0.58 高斯，是一般地区的一倍多。为什么巴马地磁比其他地方高呢？这是因为巴马有一条断裂带，直接切过地球地幔层。这条断裂带就在盘阳河地下，断裂带把巴马一分为二（即西山、凤凰、东山三个乡为石山地区，其余七个乡镇是土坡丘陵地区）。

有科学考证：人们生活在恰当的地磁场环境中，身体发育好，血清清洁且循环好，心脑血管发病率低，身体免疫力高，能协调脑电磁波，提高人的睡眠质量。外地来巴马旅居的朋友会感觉到在巴马睡眠很好，这就是高地磁作用的原因。

4. 水好：弱碱性，小分子团

巴马地区的水，多源自长寿山深层地下水和富含矿物质的巴马可滋泉水，又称小分子水。可以说，水是巴马长寿的最突出亮点。巴马的山泉水，你从山洞里打出来，放上一年，水也不会变质。

巴马的可滋泉山泉水有以下四个显著特点：

（1）天然弱碱性水，pH 值一般在 7.2～8.5。人体的 pH 值为 7.35～7.45，巴马可滋泉泉水与人体 pH 值不谋而合。

（2）富含丰富矿物质和微量元素。

（3）氧化还原电位低，巴马可滋泉氧化还原电位（ORP）为 100～160，仅是自来水氧化还原电位的 2/5。

（4）纯天然小分子团，巴马水小分子团指标为 64～83Hz，极易进入人体细胞膜被人体吸收。

小分子水的作用体现在：①具有养肤生肌、祛除胃炎之功效；②化解肾胆结石；③参加和改善生化作用，增强酶的活性：降血脂、降血压，使心脑动脉粥样硬化症减轻和消失；④空腹饮用极易吸收，进入血液后，能很快使凝聚成团的红细胞分散开，降低血黏度，促进微循环，减轻或消除心闷、心痛、腿软、气短乏力、头痛、头胀、头晕、失眠、四肢发凉、肢体麻木、耳鸣、视物模糊等症状。

糖尿病患者在巴马，每天喝 4 升水，坚持三个月，血糖恢复正常；用巴马的水泡茶，可以泡出真正的茶味来；不少妙龄少女把巴马水作为柔肤水，肌肤有光泽。

1999 年诺贝尔医学奖和生理学奖获得者德国科学家欧文·内尔（Dr. Erwin Neher）和伯特·萨克曼（Dr. Bert Sakmann）研究发现：只有小分子团水才能通过 2 纳米的人体细胞离子通道，进入细胞核和

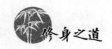

DNA，活化细胞酶组织，激发生命活力，而其他自来水、纯净水都无法通过离子通道进入细胞内。因此巴马小分子团水被称为世界罕见的健康水、生命之水。

1999—2006 年国际自然医学会通过 7 年的研究表明人的机体长期补充巴马泉水对皮肤具有显著的水嫩、润白、抗衰老作用。国际自然医学会会长日本森下敬一博士称"巴马是遗落人间的一块净土"，并正式向全世界推荐巴马可滋泉水为世界珍稀天然矿泉水，巴马可滋泉也因此享誉世界，成为世界十大美容泉之一。

5. 富含微生物

巴马的泥巴也与众不同，被称为"神泥"。专家经过对巴马各乡的水田、旱地、菜地中土壤微量元素进行随机抽样分析，发现巴马北部石山区土壤中锰、锌含量极高，而铜、镉含量低。他们又对巴马老人头发进行检验，发现巴马长寿老人头发中锰的含量比广州、武汉和日本东京的正常人高出 10 倍。

科学研究证明，高锰低铜的土壤分布与心血管发病率呈负相关，而与长寿老人的密度呈正相关；而锌被称为"生命之花"，它能提高人体免疫力，维持人体正常的新陈代谢。

巴马是典型的喀斯特地貌——山多土少，这赋予了巴马人令世人羡慕的长寿。研究表明，喀斯特地形中蕴藏的多种微量元素，能够通过各种食物进入人体，这些微量元素对于人体的正常发育和健康长寿有非常重要的作用。百马泉、神仙水、甘水仙泉、观音福泉、百林奇泉……这些看似平常却蕴藏丰富矿物质和微量元素的泉水，成为长寿之乡的"不老泉"。

距巴马县城东南 12 千米的民安村东龙蟠山上的民安矿泉水，是目前广西发现的流量最大的常温低矿化度、低钠含偏硅酸的重碳酸钙型天然饮用矿泉水。在巴马镇赐福湖半山腰上，除了含锶、偏硅酸达标外，还含有溴、碘、锌、锂、硒等十多种对人体有益的微量元素。

人体肠道内的微生物环境由细菌组成，分为有益菌群和有害菌群。根据检测发现，巴马百岁老人体内的双歧杆菌和有益乳酸菌的含量比一般老人要多得多。

上帝几乎把世界上最好的生命资源都放到了巴马。人类健康的最重要的要素：空气、阳光、磁场、水等，巴马都占全了，而且是全世界最好的。

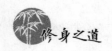

第二节

巴马人长寿隐藏的秘密

居住甲篆乡平安村巴盘屯的黄卜新，已经 108 岁高龄，虽然耳朵有点聋，眼力不太好，但记忆力特别好。黄卜新行动自如，他可以单手拎起装有半桶水的水桶。

同样居住在甲篆乡平安村巴盘屯的百岁老人黄妈干，不但耳聪目明，还能背起 25 千克的东西健步如飞。

现年 104 岁的甲篆乡拉高村谭仕松老人，虽然儿孙满堂，不愁吃，不愁穿，但他每天都坚持上山打猪菜、割马草、打柴火，在家里还做一些力所能及的事。

研究表明，巴马人长寿的原因除了这里自然环境好以外，还与巴马人常常晚婚晚育，生活很有规律，性格开朗，热情好客，团结友爱，邻里关系好有关。他们热爱劳动，一天不劳动就感觉身体不舒服。

长寿老人大多长期食用无任何激素的天然生态食品，素多荤少。长寿老人从不挑吃、偏食，平时家里有什么就吃什么，要说最喜欢吃的，那就是当地野菜和玉米粥等。巴马人终生吃大米粥和玉米粥，或两种米的混合粥，世代吃粥，堪称"粥食长寿乡"。如图 1－3 所示。

1. 巴马人的生活方式

《黄帝内经》记载："食饮有节，起居有常。"这句话说的就是人

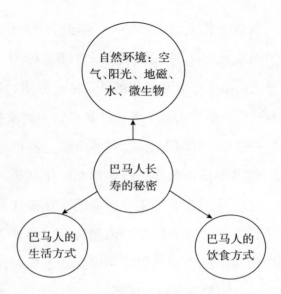

图1-3 巴马人长寿的秘密

们要有规律地生活，要有良好的习惯。"起居律"直接关系到疾病的预防、健康的保障，对提高自我保健能力，延年益寿有着十分重要的意义。巴马百岁老人大多耳聪目明，思维敏捷，精神状态很好，正是得益于他们良好的生活习惯。

巴马人日出而作，日落而息，沐浴自然，享受安宁，以"平静的心理、豁达的眼光、温和的举止"面对日复一日的生活，他们"耕作不辍，平淡寡欲，无为而乐"，这些养生观深受道家思想的影响。"采菊东篱下，悠然见南山。"巴马人浸润在怡然自得的心境中，达到了人与自然和谐统一，形成了"安逸、规律、恬淡"的生活画卷。

巴马长寿老人共同的生活习惯是终生从事劳动。90%以上的老人在10岁以前就开始从事一定的生产劳动；60%的人进入老年期（60岁）后，每天仍然从事8小时以上的生产劳动。在巴马，六七十岁的老人还算壮劳力，八九十岁老人算半劳力，九十岁以上的老人才逐渐

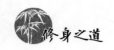

退出生产劳动，很多百岁以上的老人一生不辍劳动，不能做重体力劳动时，仍然力所能及地洗衣、做饭、捡柴火、带重孙。

总之，巴马人从事生产劳动的年龄低，停止劳动的年龄高，他们退出生产领域有一个从整劳力到半劳力、从半劳力到家务劳动的劳动量递减过程。这一过程恰好与人逐渐衰老的生理过程相吻合。

巴马人在一生当中日出而作，日落而息，生活极有规律，生活节奏长期稳定，这种行为方式与生理机能的自然规律合拍，长寿也就是自然的了。长寿老人大多住在半山腰，出门要上下坡，长期的登高运动无形中使腿部肌肉和体力得到锻炼，不仅对保持心、肺功能有积极作用，而且能增进大脑的协调性、平衡性，有效地防止老年痴呆。

2. 巴马人的饮食方式

在巴马，广泛流传着这样的民谣："火麻茶油将菜炒，素食为主锌锰高；地下河水元素多，空气清新人不老；晚婚晚育勤劳动，常享桃李野葡萄；知足常乐心清净……"

如果说特殊的自然环境、奇特的地理状况是巴马人长寿的外在因素，那么，巴马人的生活方式和饮食习惯就是巴马人长寿的内在因素。

> 巴马所略乡坡帮村106岁老人黄家英，鹤发童颜，四代同堂，耳不聋，眼不花，如今依然擅刺绣、懂草药，乐于助人，是屯里人人爱戴的"老祖宗"。大米、猫豆、红薯叶、苦脉菜、火麻汤、玉米粥——这就是黄家英一天的食谱。巴马长寿研究所所长陈进超说："这些食品不仅没有投放添加剂，也没有用任何化学药剂，

都是天然的绿色食品。"

据调查，巴马长寿老人的主要食物都是当地土生土长的自然生态作物。主要粮食有香米、粳米、红薯、糯米、珍珠黄玉米、小米、山芋、黄豆、猫豆、木薯等。蔬菜以南瓜、红薯叶、雷公根、南瓜苗、苦麻菜、野藤菜、青菜、儿粮菜、鲜米菜等为主；同时还有竹笋、香菇、木耳、剑花等山珍。

这些粮食和蔬菜都是巴马当地自然生长的"绿色食品"，多用农家肥种植。特别是一些野菜，是自然界中自生自长的绿色蔬菜，各种维生素含量非常高。百岁老人所食的油料以火麻油、茶油、蝴蝶果油等为主，而这些油料也都是当地绿色的特产，有利于人体健康。

巴马人几乎都是清淡素食者，特别值得一提的是，巴马的山区里种植许多豆类植物，如竹豆、猫豆、豌豆、刀豆、黄豆、四季豆、荷包豆、篱笆豆等，都是长寿老人最喜欢吃的食物。

巴马人只有逢年过节才吃些肉食品，主要喜欢吃的肉食有：黑山羊、巴马香猪（当地一种体小肉嫩瘦肉多的特产猪）、油鱼（当地盘阳河中的一种特产鱼）、土鸡、土鸭及野猪等。

各国医学专家纷纷来到巴马，考察那里的老寿星的饮食结构后发现，他们"粗、杂、素、淡、鲜"的饮食中，具有低盐、低糖、低脂肪、低热量、低动物蛋白、高纤维素、高维生素的"五低两高"特点。

世界卫生组织规定，每人每天摄入能量为2400大卡，巴马人一般为1000～1400大卡，是真正的低热量，或者说巴马人长期"吃不饱"！

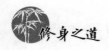

这符合根除现代"富贵病"的寿膳饮食结构。在巴马，没有一位百岁老人死于高血压、糖尿病、脑血管病症或者癌症。巴马人的饮食特点如图 1-4 所示。

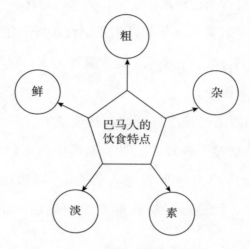

图 1-4　巴马人的饮食特点

（1）粗

巴马长寿老人常年食用玉米、豆类、红薯、香米、大米等粗粮，这是世界五大长寿地区寿星饮食的一个共同点，他们常年吃粗加工、粗制作的饭菜，很少尝到细加工的食品，这样的饭菜，营养保证多，破坏少。

（2）杂

巴马长寿老人不挑食、不偏食，除玉米为主，红薯和豆类杂粮为补外，还配吃多种蔬菜和野菜，不但吃的食物种类杂，而且菜的做法也是以"大杂烩"为主，常把粮、肉、菜混在一起煮着吃。

（3）素

巴马人常年以素食为主，很少吃荤腥，逢年过节和红白喜事的宴席上才吃上点鱼肉，而所吃的肉类，也都以巴马特产的香猪肉为主。食用油也是以火麻仁植物油为主。

（4）淡

巴马长寿老人祖祖辈辈养成了吃盐少的好习惯，平均每人每天食盐量在 3 克以下。

（5）鲜

巴马人吃的都是本地产的自然生态作物，这样的食物没有污染，都是天然的绿色食品。

第二章

膳食调节，饮食对健康长寿起积极作用

研究表明，巴马人长寿的主要原因是这里自然环境好，水和空气质量上乘，无污染，长寿老人大多长期食用无任何激素的天然生态食品，素多荤少。巴马长寿老人有一个共同的特点：从不挑吃、偏食，平时家里有什么就吃什么，要说最喜欢吃的，那就是当地的野菜和玉米粥等。

第一节

巴马人天天食用火麻汤和火麻油

巴马火麻油是大自然中唯一能溶解于水的油料，在所有植物油中不饱和脂肪酸含量最高，同时含有大量延缓衰老的维生素 E、硒、锌、锰、锗，还含有被誉为"植物脑黄金"的 α - 亚麻酸（ALA）。巴马火麻对自然生长环境要求极为苛刻，只产于巴马北部的石山，产量稀少且价格昂贵。

1. 巴马人天天吃火麻汤

火麻大家可能比较陌生，其为桑科植物，是一种干燥成熟果实。其味甘，性平，入脾、胃、大肠经，能润燥滑肠，滋养补虚。火麻含有多种人体必需的维生素、氨基酸、微量元素，营养丰富，是巴马长寿老人的主要食品之一，是纯正的天然绿色产品。

巴马盛产火麻，因受其独特的雨水、土质等自然气候影响，无虫无害，无污染。火麻不仅蛋白质含量高，同时含有人体所需的氨基酸、多种微量元素和维生素。长期食用具有增强体质、恢复体能的作用，是不可多得的天然"健康食品"。

（1）火麻是广西巴马地区特有的一种珍贵古老的一年生草本植物，雌雄异株，雌株叫"苴"（jū），雄株叫"枲"（xǐ），《易经》中称它为"天木"。长期食用火麻籽是巴马百岁老人得以健康长寿的原因之一，当地群众称之为"长寿麻"，火麻油为"长寿油"，火麻汤为"长寿汤"。

（2）《吕氏春秋》和《诗经》分别将火麻列为六谷之一，《楚辞》将火麻列为五谷之一。在很长的历史岁月里，巴马人将火麻仁列为七种基本粮食之一，天天食用。

（3）李时珍的《本草纲目》中对火麻的医药和保健功效记载达数百条。《本草纲目》中这样描述火麻："主五劳七伤，除百二十恶风，利五脏。久服，通神明，轻身。麻子，味甘平，主补中益气，长肌肉，益毛发，止消渴，益智力……破积血，通血脉，肥健（男、女）不老神仙……"

（4）我国卫生部在《卫生部关于进一步规范保健食品原料管理的通知》中，也将火麻仁列入了"既是食品又是药品"的物品名单。

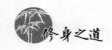

（5）许多专家盛赞火麻是"皇帝的粮食""大自然的营养药""巴马长寿老人长寿的秘诀""神造植物的精华，保障人类健康长寿无所不能"。

上面之所以有对巴马火麻如此多、如此高的评价，是因为巴马火麻有着极高、极特殊、极其独有的营养价值，有着明显的巴马生物特征。巴马火麻生长在巴马石山区，享受着巴马六环营养水的滋润，阳光远红外线的普照，在巴马强地磁的环境里，呼吸着巴马的负氧离子空气，有着典型的巴马特征。

首先，在巴马矿物质、微量元素含量很高，尤其是锰、锌含量特别高。锰被长寿学家称为抗衰老的元素，世界卫生组织认为锰对心血管有保护作用，是人体多种酶的激活素。锌被称为生命的火花。锌与体内 80 多种酶活性有关，是维持机体正常代谢所必需，与 DNA（脱氧核糖核酸）复制有关。

其次，巴马火麻是"小分子"作物，火麻子生物活性极强，所富含的脂肪和蛋白质特别容易被人体吸收，对身体有很好的保健作用。

2. 巴马人吃火麻油

在巴马的百岁寿星中，患心血管疾病的只占 3% 左右，没有一人患肠癌。专家分析认为，这与巴马人食用火麻油有很大关系。火麻油味道清香，油而不腻，含有油酸、不饱和脂肪酸、亚麻酸等多种营养成分，可以润燥滑肠、滋养补虚、降低血压和胆固醇，防动脉硬化和冠心病。所以火麻油被誉为"长寿油"。

1999 年联合国粮油调查署考察巴马火麻后向全世界特别推荐巴马火麻油为"最有开发价值的植物油"。

（1）火麻的种植

巴马长寿山区种植火麻已有几百年的历史，巴马火麻为桑科类，属于草本植物。春播秋收，生长期为 8 个月，宜植于石山区土壤。巴马火麻高达 1.5～2 米，每年 2 月种植，8 月初开花，10 月下旬成熟，收获后晒干保存，一般无虫害。

火麻籽为扁卵圆形，长 4～5 毫米，表面光滑，呈棕色或黑色花纹。巴马火麻壳硬而脆，去壳后得到火麻仁。研究发现，火麻仁富含不饱和脂肪酸、蛋白质、卵磷脂、油酸、亚麻酸、亚纳酸等，其脂肪酸中含亚油酸和亚麻酸共达 76.4%，是目前常见食用植物油中不饱和脂肪含量的最高者之一。还有养心益血、延年益寿之功效。火麻仁可榨成火麻油，被寿乡人们称为"长寿油"，是唯一能够溶解于水的油料。

根据国际自然医学会调查发现，巴马火麻有雄株和雌株之分，雄的是开花不结果，雌的是开花后结果，通常 0.5 千克的火麻种里有 2/3 是雌的，1/3 是雄的，它们长得差不多，叶子狭窄、细长、一枝上有 7 片或者 9 片小叶子，茎是白颜色的，有棱角，一般雄的比雌的长得壮一些，但是据此还是区分不出雄雌来，只能等到农历五六月份的开花时节才能辨别，开花结果后等到农历九十月份就可以收成了。

巴马火麻还有一个比较奇怪的地方，只有果实成熟才能把雄的拔走，如果雌株的果实还没有成熟就拔去雄株的话，雌株就不能结果。

雌火麻叶子狭窄，细长，分枝多（大小分枝多），叶子密，一枝上有 5 片小叶子，茎细而高（相对雄株），枝间距较短，开花后结果；雄火麻叶子狭窄，细长，分枝少（大小分枝少），叶子稀，一枝上有 5

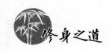

片小叶子，茎粗而高（相对雌株），枝间距较长，开花后不结果。

（2）火麻食用价值

巴马人一谈到火麻，就会脱口而出："天天吃火麻，活到九十八。"的确，巴马百岁老人的长寿食谱中，总是由火麻作为切入点。比较常见的有"火麻豆腐""火麻苦菜汤""火麻粥""火麻油"等。巴马人常吃的火麻油食品中富含大量的微量元素和不饱和低脂肪酸，而经常摄入不饱和低脂肪酸，正是巴马百岁老人长寿的奥秘所在。

（3）火麻美容价值

巴马火麻是源自世界长寿之乡的常见草本植物，是迄今为止发现最有效的抗衰老和抗辐射植物，当地人年过六旬依然鲜有皱纹，都与他们食用火麻有直接关系。

（4）火麻医学价值

我们知道，巴马火麻是一种珍贵的"长寿麻"，它含有丰富的植物蛋白、卵磷脂和大量延缓衰老的维生素 E、硒、锌、锰、锗等人体必需的微量元素，还含有被誉为"植物脑黄金"的 α–亚麻酸，能够抑制过敏，抗炎消菌。

中医将火麻果实称为"火麻仁""大麻仁"，主治大便燥结。火麻常被用来辅助某些晚期绝症的治疗，用来增进食欲、减轻疼痛，可用来缓解青光眼、癫痫、偏头痛等。

在功效上，火麻仁可将体内多余的脂肪、胆固醇等有害物质排出体外，既能排毒减肥，又可养阴滋补肾肝。长期食用，不仅对慢性神经炎、便秘、高血压和糖尿病等有显著疗效，还有养心益血、延年益寿的作用。

（5）火麻菜谱

①火麻仁粉丝汤

配方原料：火麻仁 15 克，红薯 100 克，红薯粉丝 150 克，菜叶 25 克，西红柿 50 克，味精、盐各 3 克，香油 3 毫升，葱花 10 克。

做法：红薯洗干净去皮，切成小块，煮熟捞出；菜叶、西红柿洗净，西红柿切片；火麻仁研粉。将红薯粉丝洗净发软，加入红薯、火麻仁、菜叶、西红柿、盐、味精、葱花、香油，煮熟即成。

食用方法：佐餐食用。

功效作用：火麻仁粉丝汤补气血、润肠通便，适用于各种便秘、气血不足等症。

禁忌：有胃病者慎服。

②火麻仁陈皮绿豆粥

配方原料：火麻仁 15 克，粳米 100 克，绿豆 50 克，陈皮 2 克，盐 2 克。

做法：在砂锅里加适量清水，放入麻仁和陈皮，煮 30 分钟去渣留汁备用；绿豆洗净泡发；粳米淘洗净备用；在药汁中放入绿豆、粳米煮至成粥；加食盐适量调味食用。

功效作用：具有清热解毒、利尿消肿之功效。

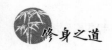

第二节
饮食与健康

火麻仁又叫大麻仁或麻仁，为桑科植物大麻的干燥成熟果实。其味甘、性平，入脾、胃，能润燥滑肠，滋养补虚。火麻仁含有丰富的蛋白质、不饱和脂肪酸，还有卵磷脂、亚麻酸、维生素及钙、铁矿物等人体必需的微量元素。食之有润肠胃、滋阴补虚、助消化、明目保肝、祛病益寿之功效，且对老人便秘、高血压和高胆固醇等疾病有特殊的疗效。

火麻是唯一能够溶解于水的油料，是巴马百岁老人长期食用得以健康长寿的原因之一，当地人称之为"长寿麻"或"长寿油"。

巴马长寿老人几乎顿顿吃火麻青菜汤，研究发现巴马人食用的火麻油中含有丰富的不饱和脂肪酸。火麻仁有润肠通便之功效，可以有效预防老年人便秘。科学研究发现，常摄入大量的不饱和脂肪酸的人，冠心病发病率低。

经实验证明，巴马长寿老人长期食用火麻油。在百岁老人肠中的双歧杆菌与年轻人甚至婴儿的含量相同。现代科学研究证实，火麻仁油具有延缓动脉硬化、预防心脑血管疾病、防癌的功效，是值得推荐的长寿油料。

1. 什么是 $\omega-3$

东经20度、北纬84.5度，北欧海域——格陵兰岛。在这片神奇的领域，多年来一直有着这样一个神奇的现象：凡是这里的居民，不管男女老幼，无论天气如何变化，总是那么年轻健康、充满活力……

回到 20 世纪 70 年代早期，那时的爱斯基摩人和因纽特人还仍然处于相对原始的社会，他们主要依靠动物猎杀和渔业捕捞为生。然而，在 45～64 岁这个年龄段，冰岛的男性居民由于心脏病而死亡的比率是 5.3%，而在美国同样年龄段却吃着完全不同饮食的人群中，因冠心病而死亡的比率达到了 40%。当时无数的学者对这一个体差异现象啧啧称奇，但是谁都无法找出答案所在。

这个神秘的现象终于引起了美国科学家的关注，他们想弄明白一个问题：到底为什么冰岛的爱斯基摩人和因纽伊特人就像他们被人所称的那样，可以在吃含高脂肪的食物的同时却有着世界上最低的心血管病死亡率。Dyerberg（戴尔伯格）博士在两年的分析之后（今天大概只要两个星期），发现了两种脂肪酸：二十碳五烯酸（EPA）和二十二碳六烯酸（DHA）。

从那时起 ω –3（欧米伽3）就诞生了。

ω –3 脂肪酸对健康有很多益处，能促进人体甘油三酯的降低，有益于心脏健康，对人体多种疾病有治疗效果。研究还表明，ω –3 脂肪酸可有助于其他一些状况——类风湿关节炎、抑郁等。

"好脂肪" ω –3，如图 2 –1 所示：

（1）认识神秘的 ω –3

1982 年，一群美国科学家以海洋生物考察为名，进驻北欧深海海域，进行秘密试验，对水温、水压、气温落差、海洋生物等

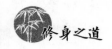

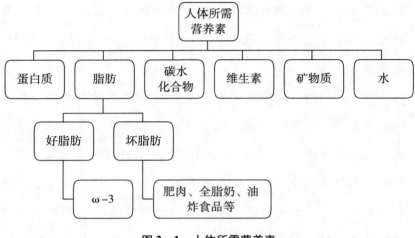

图 2-1 人体所需营养素

多方面自然现象进行了深入细致的研究。终于在 1984 年发现了该海域居民心脑血管疾病发病率极低的秘密——一些神奇的深海鱼类!

这些鱼类长年生活在寒冷的深海中,因此它们具有其他深海鱼种群所不具备的特殊体质,大量实验数据证实:这些深海鱼的内脏中含有纯度极高的 ω-3 生物活性成分,其分子结构和与人体健康密不可分的多不饱和脂肪酸的分子式居然惊人的一致。

这就是 ω-3 脂肪酸的诞生。

在国际上,ω-3 是一种不饱和脂肪酸,该脂肪酸在人体内不能合成,必须从膳食中摄取,所以又叫必需脂肪酸。

在国内,ω-3 叫 α-亚麻酸,简称亚麻酸,它是生命最原始、最基础的物质之一,它在人类寿命延长中起着重量级的作用。

欧米伽 3 的化学名称为十八碳三烯酸(ω-3,C18:3),它在人体酶的作用下,可生成二十碳五烯酸 C20:5,简称为 EPA,又继续生成二十二碳六烯酸（C22∶6），简称为DHA。

（2）神奇的ω-3

美联社2005年7月30日报道：布什总统除坚持运动外，每天还坚持服用欧米伽3胶囊以降低心脏病风险。

美国著名的Newsmax新闻网7月31日发表评论："如果你想保持心脏健康，就要像布什一样服用ω-3脂肪酸，布什总统身体健康。不服用任何有副作用的降血脂药物，而欧米伽3脂肪酸补充剂有着降血脂药物同样的功效。医学家建议那些希望防治心脏病、中风、老年痴呆和帕金森氏症的人每天必须要服用这种'神奇'的脂肪酸。"

ω-3脂肪酸具有如下作用：

第一，抗血小板聚集和抗血栓、软化血管；

第二，调血脂和抗动脉粥样硬化；

第三，抗心率失常；

第四，对高血压、冠心病、多种炎症和自身免疫系统紊乱引起的风湿、类风湿等有预防和治疗作用；

第五，防治癌症、糖尿病等方面的作用。

（3）认识食用油的成分

中央电视台曾在《乡土》节目里报道"巴马人长寿的奥秘"，并号召居民"向油要健康"。

一日三餐没油肯定不行，但传统食用油中过量的ω-6（欧米伽6）加速癌细胞的生长，导致癌症人数的增多，癌症从原来"健康杀手"排名的第三位上升到现在的第二位。同时ω-6又导致了心脑梗

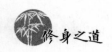

塞和中风偏瘫等多种疾病的增多，促使了"第一杀手"的心脑血管病发病率从原来的30%已经上升到现在的40%，给人类健康长寿造成了极大的威胁。

居民食用油脂主要分为：

①动物性脂肪：主要成分为饱和脂肪酸和胆固醇。

②植物油：包括饱和脂肪酸和不饱和脂肪酸。不饱和脂肪酸又分为亚麻酸（$\omega-3$）、亚油酸（$\omega-6$）、油酸（$\omega-9$）。

（4）人体为什么缺乏$\omega-3$

由于人体内自身不能合成$\omega-3$，其主要来源是一日三餐的植物油供给，但传统的营养油中$\omega-3$含量很低，造成日常$\omega-3$的摄入量严重不足，仅能满足人体需求的5%，缺乏量高达95%。

$\alpha-$亚麻酸转化图2-2所示：

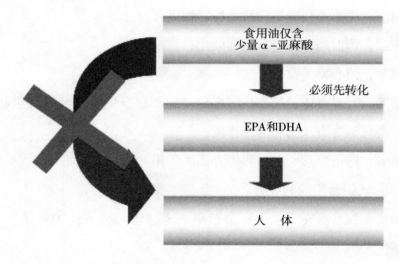

图2-2 $\alpha-$亚麻酸转化图

为了阻止心脑血管病的蔓延，遏制人类癌症的发作，世界卫生组织和联合国粮农组织在罗马脂肪会议上提出要专项补充$\omega-3$。中国营养学会于 2001 年也提出了要专项补充 ω-3，并制定了补充 ω-3 的标准，即亚油酸：亚麻酸 =（ω-6）：（ω-3）=4：1 的最佳比例。

2. ω-3 对健康的好处

（1）巴马平安村被称为世界长寿村之最

广西巴马瑶族自治县仅有 24 万人口，百岁以上老人有 74 位，是世界长寿乡之最；平安村共 510 人，百岁以上老人 7 人，是世界长寿村之最。

膳食结构调查表明，巴马盛产火麻油，这是他们常用的食用油。每年每人吃火麻油 5 千克以上，火麻油中植物 ω-3 含量高达 35%，从食品源头上阻止了高血压、高血脂、高血糖的形成，遏制了心肌梗死、偏瘫等疾病的发生，为此，巴马人健康长寿在世界上享有盛名。

（2）甘肃会宁被称为状元故里、博士之乡

地处黄土高原腹地的国家级贫困县——甘肃会宁县，拥有 58 万人口。从 1977 年恢复高考至今，该县共考取博士 200 多人、硕士 1000 多人。若再往前追溯，明清两代会宁县共考取进士 20 名，居甘肃省各县之首。"状元故里、博士之乡"早已成为会宁的美誉，这与穷乡僻壤的贫困县形成了巨大的反差，而成为"会宁现象"。

究其原因，除会宁独特的人文关系外，更主要的是会宁盛产胡麻，胡麻油是会宁人主要食用油，胡麻油中 ω-3 含量高达 50%，ω-3 促使了会宁人智力、记忆力普遍提高。为此形成会宁现象便不足为奇了。

（3）日本被称为长寿之国

众所周知，日本是世界长寿之国，女性的平均寿命 87.6 岁，居世界之首。全日本平均每 10 万个人当中，大约就要 42.66 人年龄超过 100 岁。

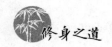

　　根据日本厚生劳动省 2013 年 9 月公布的统计数据显示，日本 100 岁以上的高龄老人已达到 54397 人，与 2012 年相比增加 3021 人。这一数据也打破过去 43 年来的最高纪录。这些长寿老人中，男性为 6791 人，占总体的 12.5%；女性为 47606 人，占总体的 87.5%，这也是历史上最高的比例。100 岁以上长寿老人的人数是 10 年前的 2.6 倍，是 20 年前的 11.32 倍。

　　大量研究结果表明，所有长寿老人，以及健康人群几乎都于日常饮食有关，日本人有爱吃生鱼片和紫苏叶的习惯，吃生鱼片获取了动物 ω–3，吃紫苏叶获取了地植物 ω–3，这些 ω–3 清洗了血管，补充了大脑，增强了视力。

　　（4）格陵兰岛上的爱斯基摩人心脑血管病发病率极低

　　20 世纪 70 年代初，丹麦科学家载尔伯格在格陵兰岛做流行病调查时发现这里爱斯基摩人心脑血管病发病率极低，与欧美发达国家爱斯基摩人心脑血管病发病率极高形成巨大的反差，为什么会这样呢？

　　研究结果表明，它与气候等因素无关，这里很少有陆产动物猪、马、牛、羊等，有丰盛的海产动物海鱼、海豹等，人吃了海鱼、海豹能摄取到动物 ω–3，大量的动物 ω–3 起到了保护心脑血管的作用。

　　3. 食用油的优劣决定人类寿命长短

　　（1）食用油的好坏决定人类寿命长短

　　20 世纪的温饱时期，人们常吃的食用油以牛油、猪油、羊油等陆产动物油为主，体内摄取了饱和脂肪酸，过量的饱和脂肪酸导致了高血压、高血脂、高血糖等慢性心脑血管病的形成。

21 世纪的今天，食用油由动物油改变为植物油，但由于植物油中 $\omega-6$ 过量，$\omega-3$ 严重不足，造成 $\omega-6$ 与 $\omega-3$ 比例失衡，又形成了心脑梗塞、偏瘫等急性心脑血管病的发生，从而导致急慢性心脑血管病成了人类第一杀手。

（2）4∶1 是人类食用油的最佳比例

食用油中所含脂肪酸成分比例的好坏直接影响着人类的健康长寿，1993 年在罗马脂肪酸会议上，世界卫生组织和联合国粮农组织提出了人类食用油 $\omega-6$ 与 $\omega-3$ 最佳比例为 4～6∶1，2001 年中国营养学会根据中国居民的生理特点，将植物食用油中 $\omega-6$ 与 $\omega-3$ 之比等于4～6∶1，双法规性的列入了《中国居民膳食营养素参考摄入量》一书。但从欧美国家到亚洲地区多数专家一致公认为 "4∶1" 是食用油中最佳比例。

（3）贵的食用油不一定是好油

市场上的各种食用油中，橄榄油、山茶油等价格较高。有人可能认为价格高的油就是好油，其实不然。像橄榄油、山茶油，它们几乎不含 $\omega-3$，更谈不上比例平衡，它们只是物以稀为贵罢了。

（4）市场上的调和油只能是营养油，而不是健康油

当下，市场上的调和油几乎都不按 $\omega-6$ 与 $\omega-3$ 的健康比例去调和，而是随意性将几种食用油混合而已，它们不按健康油标准生产，只能称得上营养油，而谈不上健康油。

（5）高含量 $\omega-6$ 食用油容易引发急性心脑血管病

由于 $\omega-6$ 有促进血小板聚集的作用，适量时能促进伤口愈合，过量时初期易因小板聚集使血液黏稠，中期会形成小血栓游离在血液中，后期又易聚集成大血栓堵塞心脑血管，一旦疲劳过度，会导致急

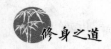

性心脑血管梗塞，造成中风偏瘫。市场上高含量 ω - 6 食用主要有玉米油和红花油。

（6）ω - 3 有保护心脑血管的作用

食用油中的 ω - 3 正好与 ω - 6 的作用相反，在血液中它可阻止血小板聚集，防止血栓形成的。它生成的二十碳五烯酸（C20：5）又有清洗血管的作用，专家称其是没有副作用的血管清道夫。

第三节

ω-3 与各种疾病的预防

有营养学家认为，中国人的饮食习惯与欧美国家不同，多食用大豆油，国家也在提倡多吃鱼，因此中国人不用额外补充 ω-3。

这种观点并不科学，据统计，在中国有一半以上的人体内缺乏 ω-3。因为 ω-3 几乎主要来源于植物食用油，而我们常吃的食用油如花生油、豆油、葵花油、菜油、玉米油、橄榄油、山茶油等 ω-3 含量很低，甚至有的含量几乎为零，而 ω-6 的含量过高，这导致人体摄入的两种脂肪酸的比例往往是 1∶20、1∶40，甚至 1∶100，造成比例严重失衡。

国际权威机构研究表明，ω-6 摄入过多，而 ω-3 缺乏的人，容易患高血压、心脏病、糖尿病、癌症、肥胖、胰岛素拮抗、哮喘、关节炎、狼疮、抑郁、精神分裂症、儿童多动症、老年性痴呆等症，如图 2-3 所示。

美国哈佛医学院脂类研究中心的数据表明：健康人群每天至少需要补充 650 毫克的 ω-3，才能满足身体所需。

缺乏 ω-3 的后果，如图 2-4 所示。

1. ω-3 与心脑血管病

冠心病的发病有以下五步：动脉血管损伤；动脉炎症；动脉中粥样斑形成；相当数量的已被氧化了的胆固醇开始对动脉进行攻击；动

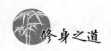

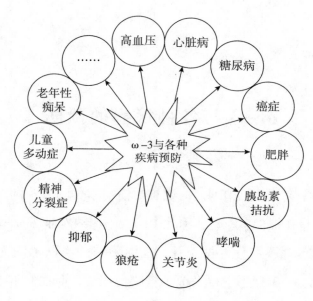

图 2－3　ω－3 与各种疾病预防

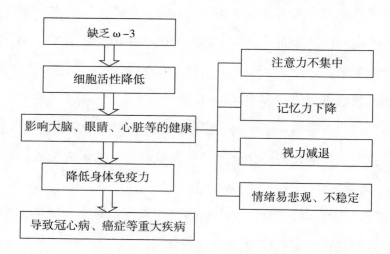

图 2－4　缺乏 ω－3 的后果

脉粥样斑布满了冠状动脉，血液堵塞住了本已收缩的冠状动脉血，心肌突然失去了血液供应，冠心病猝然降临。

　　在引起冠心病发病的第五个过程中，血液凝滞是关键。血液凝滞通常是从大志粥样斑的突然破裂中形成的，这些脱落的碎片被排到血液中去，形成了极为危险的血液凝块，这些凝块及其他碎片只需几秒钟就可能冲到冠状动脉处，造成冠状动脉阻塞，心脏缺氧，严重的会导致人的猝死。

因此，防止血液凝块的形成是防止心脏病和心力衰竭最有力的武器。然而令人不可思议的是，防止血液凝块的最有效的武器，竟然是普通的ω－3脂肪酸。因此ω－3脂肪酸在西方被称为"救命脂肪酸"，在抗血液凝块的形成方面，比药物还管用。

冠心病往往突然不期而至，病人可能一分钟前还是好好的，但心脏突然没有任何征兆地剧烈疼痛起来，甚至停止了心跳。那么冠心病为什么会突然光临呢？

其实，这是一种误解。一般心脏病的形成大约需要30年以上的时间，而引起心脏病的原因是冠状动脉出了问题。虽然人的心脏中每时每刻充满了血液，但这些血液并不能直接提供给心肌，心肌的用血主要通过冠状动脉获得。冠状动脉的血液量比较大，血液在流过时难免会造成血管壁的磨损，经研究20岁的年轻人的冠状动脉中就可发现这种磨损的痕迹，因此冠状动脉的磨损是不可避免的。

但是另一种磨损则完全可以避免，如高血压和血黏度过高造成的血管损伤。因为人一旦患上高血压或血黏度过高，那么血液在血管中的流动就更为激烈。因此血压越高，血黏度越大，那么血管的损害就越厉害，日积月累，受损的血管渐渐被堵塞，对于初、中期的堵塞并不一定能感觉到，往往等到感觉到了病人已临近鬼门关了。因此保护血管，特别是保护冠状动脉应从年轻时就开始。

大家知道，动脉损伤是引起心脏病的第一步，而引起心脏病的第

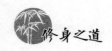

二步则为动脉炎症。当动脉损伤之后，就会出现动脉炎症。而动脉一旦发炎，血小板和白细胞这类"身体修理工"就会集积到炎症处，对炎症部位进行"修补"。

虽然血小板和白细胞有助于损伤处炎症的"修补"，但是它们也会产生令人烦恼的凝块和慢性炎症。这些凝块堵塞动脉血管，造成严重的冠状态堵塞，致使心肌缺氧而引发心脏病。消炎用的阿司匹林之所以能用来防治心脏病，就是因为它具有消炎的功能，动脉炎症减少了，心脏病的发生概率就会大为降低。

而 ω-3 脂肪酸却有着与阿司匹林一样的消炎功能，当人体摄入 ω-3 后，便会在体内转化成叫作"白细胞三稀 B_5"的一种特殊物质。这种物质能吸引白细胞，使它的有效性提高 30 倍之多，从而使人体的抗炎症能力大为提高，炎症因子无法在人的正常细胞膜上聚集、破坏，那么人患各种炎症，包括动脉炎症的可能性就大为降低，从而必将大大降低心脏病的发病率。

2. ω-3 能有效降低血黏度

血液黏稠是人类健康的大敌，轻度的黏稠会使人产生各种亚健康症状，严重的血液黏稠会导致动脉硬化、高血压、冠心病及中风等致命心脑血管疾病的发生。要将血黏度降下来，必须要抑制肝脏的脂质和脂蛋白的合成，从而减少血栓发生的概率。

要想抑制肝内脂质及脂蛋白的合成，最理想的物质是 ω-3 脂肪酸，原来 ω-3 脂肪酸在进入人体后会转化为 EPA 及 DHA。EPA 及 DHA 不仅能抑制肝脏合成脂质和脂蛋白，而且还能促进胆固醇从粪便中排出。此外，这两种脂肪酸衍生物通过影响前列腺素代谢，改善血小板及白细胞功能，从而达到扩张冠状动脉、减少血栓形成、延缓动脉粥样硬化的进程、减低冠心病率的作用。

医学专家还发现 ω－3 脂肪酸有助于经皮冠状动脉内成形术（PT-CA）术后防止冠状动脉再狭窄，是一种全能的维护心脑血管的健康营养品。

3. ω－3 可以净化血液

血液中如果有垃圾，就会堵塞血管，就如同河流一样被堵塞，一旦血管被堵塞就会引起严重的脑血栓、冠心病等致命的疾病。

研究发现，ω－3 脂肪酸有着惊人的抗血小板凝集、净化血液的作用。原来 ω－3 脂肪酸进入人体后会迅速地演变为 EPA 及 DHA。EPA 有着强烈的抑制血小板凝集的功能，DHA 同样也具有抑制血小板凝集，预防血栓和动脉硬化的作用。因此摄入了 ω－3 之后，人的血液比摄入之前清洁得多，血液中的垃圾被清除，血液流动顺畅了，所以血栓就失去了生存的机会。

4. ω－3 能有效地降低血压

大家知道，高血压会使血液在血管中的流动加剧，会造成冠状动脉的损伤，最后导致冠状动脉的堵塞，引发致命的冠心病，成年人正常血压在 120/80 左右，如果超过了 140/90，就是高血压。

一般来说，高血压是不可逆转的顽固疾病，患者必须终生服药以控制血压。近年来美国传来好消息，ω－3 脂肪酸具有明显的降血压功能，只要血液中的 ω－3 增加 1%，血压就能降低 5 毫米汞柱。如果每天服用 3 克 EPA 或 DHA，那就能将收缩压降低 5%，舒张压降低 3%。

5. ω－3 摄入可以减少糖尿病

糖尿病是人类健康的杀手，据估计中国有 6000 万糖尿病患者，美国有 1600 万糖尿病患者。糖尿病的发生，与高 ω－6 脂肪酸的摄入有

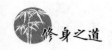

关，而高 ω - 6 脂肪酸的油类有玉米汪、红花油、豆油、菜籽油、葵花子油等，这些油类也是中国人膳食中用得最普遍、用的量最多的。

医学专家发现，高 ω - 3 脂肪酸则能大幅度降低糖尿病的发生。原来，细胞膜中不饱和脂肪酸的含量越高，拥有双键数量就越多，其活动量也就越强，而拥有 6 个双键的 HAD（ω - 3 脂肪酸中的一种）是最不饱和的脂肪酸，因此也就最能让细胞膜具有活动性。而活动性的细胞膜在其表面形成的胰岛素的受体数量明显增加，因此对胰岛素不会采取不理不睬的态度，而显得十分敏感，从而加快了血糖的消耗及将血糖转化为糖原，使血液中的葡萄糖处于平衡状态，杜绝了糖尿病的发生。

因此长期足量地摄入 ω - 3 脂肪酸，不仅能预防癌症和心脏病的发生，而且还能减少糖尿病的发生。

6. ω - 3 可以阻止心律不齐的发生

恶性心律不齐对人体往往是致命的，患者逃生的可能性极小，因此心跳混乱被视为心脏病发作的第六个步骤。这时心脏已不是一个高效工作泵了，它不仅不能有效地向全身输送血液，而且连自己也得不到血液的供应。当大脑缺血 4 分钟，就会造成严重的大脑损伤，甚至死亡。

那么，对于严重的心跳混乱，能不能人为地加以阻止呢？

科学发现，能起阻止作用的就是 ω - 3 脂肪酸。ω - 3 脂肪酸对心跳极度混乱有着极好的阻止作用。

英国的 DART 研究机构曾对 2000 名刚刚经历心脏病发病的志愿者进行实验。这些人被分为三组：第一组人食用高纤维膳食；

第二组人食用高 ω-3 脂肪酸膳食；第三组人则食用多脂鱼的膳食并服用 ω-3 胶囊。结果食用高 ω-3 膳食的心脏病患者的死亡率要比前两组的患者低 29%。

由此可见，ω-3 脂肪酸对缓解心律不齐的作用突出。

7. ω-3 能提高人的智力

ω-3 脂肪酸能提高人们的智力，这已经得到科学的验证。

美国科学家曾进行过一项动物试验，一组老鼠以红花油喂养，红花油中 ω-6 含量特别高，而另一组则用 ω-3 脂肪酸喂养。经过一阶段喂养后，对这两组老鼠进行简单的迷宫实验。

结果食用红花油的老鼠穿越迷宫的成功率为 60%，而食用适量 ω-3 脂肪酸的老鼠的成功率达到了 90%。

据国外权威医疗机构的研究，孕妇生完孩子后，发生精神失调的概率是常人的 6 倍。原因在于：一是体内激素水平变化；二是压力；三是体内缺乏 ω-3 脂肪酸。

而 ω-3 脂肪酸是胎儿大脑正常发育必需的营养物质，胎儿的大脑器官是在子宫里形成的，没有足够的 ω-3 脂肪酸供给，胎儿就无法形成健康的大脑。而一旦缺乏 ω-3 脂肪酸的神经系统形成后，日后就无法修补了。因此胎儿在大脑发育期间就会拼命地吸收母体中的 ω-3 脂肪酸。如果此时孕妇不注意补充足量的 ω-3 脂肪酸，胎儿无法从母体摄入的营养中获取 ω-3 脂肪酸，那么就只得抢夺母体储存在大脑和体内组织中的 ω-3。因此，孕妇血液中的 ω-3 脂肪酸含量普通会降到正常值的一半以下，如果不注意补充 ω-3 的话，孕妇产

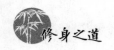

下孩子之后极易患上产后抑郁症和精神失调。

8. 为什么儿童会出现多动行为

儿童多动症对孩子影响特别大，孩子在学习的时候，如果存在多动的问题，平时注意力难以集中，而且行为十分冲动，就会导致学习成绩极差，有的甚至无法进行正常的学习，儿童多动症是家长最头痛的问题了。

有数据显示，大约有5%的学龄儿童被诊断为"注意力缺陷多动性障碍"。医学上对儿童多动症还没有特别好的办法。

美国普渡大学研究人员对多动儿童进行血液检查，发现这些儿童血液中的DHA和EPA的含量比正常儿童低得多。于是安排这些患有多动症的儿童服用 ω-3脂肪酸补充剂，经过数个月的服用，绝大多数儿童的多动症状明显减少，多动、冲动、焦虑、发脾气及失眠的症状大幅改善，学习成绩也有了普遍的提高。

普渡大学的研究人员认为，ω-3脂肪酸缺乏会引起儿童多动症这是不争的事实，但是它的辅助治疗效果是完全可以得到肯定的。

9. ω-3可预防或延缓老年性痴呆发生

老年性痴呆是顽疾，据国外资料证实，65岁以上老年中有明显痴呆的占4%~5%，80岁以上可增加到15%~20%。

老年性痴呆产生的原因，一般认为是由外伤、肿瘤、感染、中毒和代谢障碍所引起的，因此治疗老年痴呆一般服用脑循环改善剂、脑代谢改善剂及神经递质相关的药物。

然而，美国"欧米伽健康之母"阿尔特米斯·西莫普勒斯却认为老年性痴呆其实在某种程度上是一种炎性疾病，她的这个诊断在后来的老年痴呆性痴呆症患者的尸体解剖中得到了证实：老年性痴呆患者的大脑中有一种含量很高的"白细胞间介素——1B"前炎性物质。结果，他们用抗炎药对老年性痴呆症患者进行治疗，取得了令人鼓舞的效果，患者的心智及情绪均有了明显的改善。

　　此外，研究小组还对老年双胞胎进行研究，惊喜地发现服用抗炎药的那组老人的老年性痴呆的发病率低于服安慰剂的老人。既然老年性痴呆是一种炎症，而抗炎药对其有治疗的效果，那么同样有着抗炎症功能的 ω–3 脂肪酸应该也有预防和减缓老年痴呆症发生的作用。

　　于是这个研究小组对 900 位老年人进行了实验，结果同样令人惊喜，长期摄入 ω–3 的老人比摄入 ω–6 较多的老人患老年痴呆症的概率低许多，由此可见 ω–3 脂肪酸对老年痴呆绝对有预防作用。

10. DHA 可修复受损的神经细胞

DHA 和 EPA 虽然均是由植物 ω–3 脂肪酸进入人体后转化而来的，均有着抑制血小板凝集、预防血栓形成和动脉硬化、减少坏胆固醇（LDL）、增加好胆固醇（HDL）、减少血液中的中性脂肪、降血压、抑制癌细胞的产生和增殖等功能，但两者还是有区别的。

　　特别是 DHA，它有着惊人的神经细胞的修复能力，那些因大脑神经细胞部分死亡而导致的脑萎缩、老年性痴呆症，是被视为根本无法

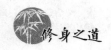

挽救的致命疾病。但是 DHA 却能促进神经细胞发育的蛋白质的合成、修复及活化那些残存的神经细胞，使以上"绝症"得以缓解，甚至有可能被治愈。

那么 DHA 为什么有着巨大的神经修复效力呢？原来大脑神经元，也就是神经细胞突起尖端主要是由 DHA 组成，当人体摄入大量的 ω−3 脂肪酸后，它们能迅速地转化为 DHA，从而进入神经细胞的尖端，使之对神经细胞进行有效地修复。

11. ω−3 能减少精神分裂症的发生

一般认为，精神分裂症是在成年初期发生的毁灭性的精神错乱。

目前，医学上治疗精神分裂症的方法主要靠服用安定药物，而安定药物仅能减轻精神分裂症对病人的影响，不能做到缓解所有的症状。

美国的三个独立的研究小组曾对精神分裂症进行研究，不约而同地发现精神分裂症患者血液中的 DHA 的水平相当低，这一激动人心的发现使研究人员看到了希望。

于是其中一个研究小组的科学家给 20 多名精神分裂症患者服用高浓度的 ω−3 脂肪酸，结果令人振奋，这些患者普遍存在的错觉和幻觉之类的"显性症状"都有了不同程度的减轻，有的患者还摆脱了迟发性运动障碍的困扰，而以上这些症状是长期服用药物治疗的副作用。

由此可见 ω−3 脂肪酸对于精神分裂症的治疗有着一定的辅助作用。

12. ω−3 可以改善抑郁症的症状

抑郁症是一种以情绪低落为主要表现的心理障碍，抑郁症患者不仅长期遭受心灵痛苦的煎熬，而且还会遭受诸如长期失眠、胸闷、气喘、心悸、消瘦、疲乏、性功能减退等躯体的痛苦。抑郁症治疗是一件比较困难的事情，其中75%的患者会有自杀的倾向。

研究发现，ω-3对抑郁症有着不可思议的效果。

最早发现ω-3脂肪酸有助于抑郁症改善的是美国国立卫生研究院的研究人员约瑟夫·希伯尔，他认为既然ω-3脂肪酸可以预防抑郁症的发生，那么对治疗抑郁症肯定有辅助作用。于是他和同事安排了两组抑郁症患者进行ω-3脂肪酸服用对比试验，一组患者服用安慰剂，另一组患者则服用ω-3脂肪酸。

结果服用ω-3的那组患者症状明显得到改善，而另一组患者则没有发生一丝变化。现在ω-3已广泛引起精神卫生医生的注意，在医疗抑郁症时，让患者服用ω-3脂肪酸，取得了意想不到的效果，由此可见ω-3脂肪酸对于抑郁症患者的重要性。

13. ω-3与抗炎作用

人体出现灼烧、发红、疼痛及肿胀，这些都是炎性反应的症状。一般炎症反应，是指细菌感染部位附近的免疫细胞释放出一种叫组织胺的物质。组织胺的功能是松弛小血管，增加流向感染部位的血流量。当血管扩张时，它们的渗透性就加强了，于是血液中的血细胞被允许透过血管壁，进入感染区域。这些进入感染区域的白细胞会不停地吞噬细菌，直到自己被胀爆，当细菌被源源不断的白细胞所征服后，人体中的炎症也就消除了。

可是，白细胞完成任务之后，却全然没有"刹车"的意思，仍然沉浸在征服细菌的兴奋之中，后续部队依然源源不断地赶到炎症部

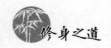

位，从而造成了慢性炎症的发生。

　　那么多的白细胞之所以汹涌而来，关键是它得到了"白细胞三烯 B_4"物质支援。换言之，如果没有那么多的"白细胞三烯 B_4"，那么就不会出现慢性炎症了。而"白细胞三烯 B_4"这种关键物质是由花生四烯酸 AA 转化而来的，花生四烯酸 AA 则是 $\omega-6$ 脂肪酸与人体中某些酶相互作用的产物，也就是说摄入 $\omega-6$ 越多，"白细胞三烯 B_4"产生得就越多，人出现慢性炎症的概率就高。

　　很多人不知道，$\omega-3$ 还有着良好的消炎功能，对任何炎症均有缓解效果。因为 $\omega-3$ 进入人体后转变为 EPA（二十碳五烯酸），EPA 有一个特异的，近似于固醇炎、阿司匹林及其他非类固醇类药物的功能，能有效降低致炎物质前列腺素 E_2 和白细胞三烯 B_4。而 $\omega-3$ 脂肪酸能产生抑制炎症发生及减缓炎症症状的前列腺素 E_3 和白细胞三烯 B_5。当致炎物质降低或大为减少，而能抑制炎症的物质又大量产生，那么机体中的炎症自然会得到抑制，这也是科学家近期发现的 $\omega-3$ 脂肪酸的惊世功能。

　　总之，$\omega-3$ 脂肪酸与 $\omega-6$ 的作用正好相反，它所产生的"白细胞三烯 B_5"，并减少 $\omega-6$ 的摄入，那么好比是给失控的免疫系统装上了刹车，使慢性炎症不再发生。

第四节
饮食最重要的是取身体所需

1. 食品类型及所含营养物质

食品营养是指人体从食品中所能获得的热能和营养素的总称。如何摄取有益的营养物质，合理的营养搭配是人体健康的基本保障，食物分类主要有以下几种，如图2-5所示。

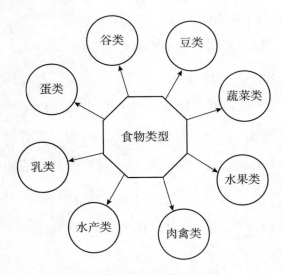

图 2-5 食物类型

（1）谷类

谷类包括大米、小米、小麦、高粱、荞麦、燕麦等，谷类中含有碳水化合物、蛋白质、脂肪、无机盐（钙、铁、磷、铜、镁、钾等）、B族维生素等营养成分，为我们提供身体所需的能量。目前，我国居

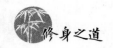

民膳食中60%～80%的能量是由谷类提供的。但是，谷类中蛋白质的营养价值较低，因此在进食谷类时应搭配着鸡蛋、瘦肉、牛奶、豆制品等食物，发挥互补作用，提高蛋白质的营养价值。

谷类中所含的蛋白质、维生素、无机盐等营养素均存在于外胚、谷皮和外层中。谷类加工越精，营养成分损失就越大。因此，为了保留谷物中原有的营养成分，加工过程要适度。此外，维生素大部分易溶于水，又集中在谷物外皮，在食用前应尽量减少淘洗，更不能浸泡时间过长，以免造成营养成分的流失。

（2）豆类

豆类包括干豆类和鲜豆类。前者有黄豆、黑豆、青豆，在所有的豆类食物中营养价值最高；后者有绿豆、赤豆、芸豆、扁豆、豌豆、豇豆、蚕豆等。豆类的蛋白质平均含量为20%～25%，其中黄豆类更高，为30%～50%，而且品质非常好，其中必需氨基酸的种类齐全，数量丰富，是植物蛋白质中较完全的优质蛋白，近乎动物蛋白质。

黄豆类的脂肪含量高于其他干豆类，约为18%，除提供能量外，还富含不饱和脂肪酸，易于消化吸收，并有降低血清胆固醇的作用。其他干豆类的脂肪含量很少，只占1%。黄豆中含有人体所需的多种元素和维生素，如无机盐中的钙、铁、磷、铜、锌、钾锰及维生素B_1、B_2和烟酸、维生素C等。

黄豆虽然有很多好处，但需注意的是，在吃大豆时要去掉其中的极少量不利于健康的物质。几乎所有的豆类都含有抗胰蛋白酶，妨碍人体对蛋白质的消化降解，最好的方法是将黄豆用水浸泡后再煮食以破坏它的不良作用。此外，由于豆类的细胞壁含有粗纤维，使豆类不易被消化酶分解，妨碍消化吸收，如果制成豆腐、豆浆、豆腐脑或其他豆制品，就会大大提高豆类的消化率。

（3）蔬菜类

蔬菜是人们日常生活中必不可少的营养食品之一，含有丰富的营养成分。蔬菜类品种很多，包括根茎类、野菜类、瓜果类、鲜蘑类和鲜豆类。

蔬菜类含水分多，蛋白质含量少，一般为 1% ~ 2%，只有鲜豆类和鲜蘑类含量高一些。大部分蔬菜类含能量较低，只有含淀粉多的根茎类蔬菜含能量高些。蔬菜类是维生素、无机盐和膳食纤维的主要来源。各种绿叶蔬菜（油菜、菠菜、小白菜等）和根茎类蔬菜（土豆、山药、胡萝卜、芋头、莴笋、藕等）都含有丰富的维生素 C、胡萝卜素和维生素 B_2，而且颜色越深，含维生素越多。瓜果类蔬菜如辣椒、苦瓜、柿子椒、黄瓜、西红柿等含胡萝卜素和维生素 C 较高。鲜豆类维生素 B_1 含量较高。

蔬菜类也是人体无机盐的重要来源，绿叶蔬菜中含有丰富的钙、磷、铁、镁、铜、碘等，无机盐参与人体重要的生理功能。

蔬菜中还含有各种各样的膳食纤维，在体内促进消化液的分泌及增进肠蠕动，促进粪便排出，减少胆固醇的吸收，维护身体健康并预防动脉粥样硬化。

（4）水果类

水果可以分为新鲜水果、坚果和种子类。新鲜水果中蛋白质的含量极少，约为 1%，但坚果中蛋白质的含量较高。鲜果中的能量也很低，干果中因蛋白质和脂肪的含量较高，所以能量也很高，而且脂肪中不饱和脂肪酸含量也较高。鲜果中无机盐的含量很少，只含有少量的钙、铁、磷、铜等，而干果中无机盐的含量较高。

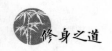

新鲜的水果中维生素 C 的含量非常丰富，味道越酸，维生素 C 的含量越高。柠檬、苹果、柑橘、鲜枣、红果含有较高的维生素 C。红、黄色水果如橘、柑、红果等含胡萝卜素也较高。干果中 B 族维生素含量较高。水果除提供维生素和无机盐外，还含有多种有机酸，如柠檬酸、苹果酸等，有助于促进食欲帮助消化。水果中的果胶可帮助人体排出多余的胆固醇。

（5）肉禽类

人们常说的肉类指猪肉、牛肉、羊肉、鸡肉、鸭肉及动物内脏等，肉禽类蛋白质的含量为 15%～23%，瘦肉是完全蛋白质的丰富来源，它包含人体所需的各种必需氨基酸，数量充足，容易被人体消化吸收利用。它含有植物性食品所缺少的精氨酸、组氨酸、赖氨酸、苏氨酸及蛋氨酸。

肉类含有人体所需的铁、铜、锌、磷、钾等矿物质，一般瘦肉含无机盐比肥肉多，而且瘦肉中维生素 B_1 的含量也较多。动物内脏也属肉类，其中肝脏的营养价值特别高，能够提供丰富的铁、维生素 A、维生素 B_2 和烟酸。

动物脂肪成分主要是各种脂肪酸、甘油三酯和少量卵磷脂、胆固醇、游离脂肪酸等，其中多为饱和脂肪酸，含量为 10%～30%，肥肉较瘦肉提供的能量高。牛肉的脂肪含量相对较低，蛋白质、铁、铜的含量较高。

（6）水产类

提到水产品人们就会想到鱼、虾、贝、蟹等，特别是鱼肉，容易咀嚼、消化和吸收，是老人、儿童非常喜欢的食物。

鱼肉中含有优质蛋白质，含量为 15%～20%，按单位重量计算，鱼肉的蛋白质含量超过牛奶和鸡蛋，可与牛肉和羊肉相媲美。鱼肉蛋白质的必需氨基酸的组成比例较牛、羊肉等更接近于人体的需要。多数水产品的脂肪含量为 1%~3%，而且多为不饱和脂肪酸，比动物肉类更容易消化吸收。

和畜肉相比，鱼肉中的钙、磷、钾的含量相对高些，为 1%~2%；而对于氟、氯、钠的含量，海鱼高于淡水鱼，海鱼含碘特别丰富。

鱼肉中含有维生素 B_{12}，鱼肝油中含有丰富的维生素 A 和维生素 D，这些维生素都有促进儿童生长发育的作用。

（7）乳类

乳类营养丰富，具有很高的营养价值，除了不含有膳食纤维外，几乎含有人体所需要的各种营养素。乳类蛋白是完全蛋白，含有全部的必需氨基酸，能补充谷类蛋白质氨基酸结构的不足。乳类中含有丰富的钙、磷和钾，能补充钙质，促进生长。奶中还有钠、氯、锰等矿物元素，而铁的含量低。乳类中维生素 A、维生素 B_1 和维生素 B_2 的含量也很高，而维生素 C 和维生素 D 的含量较低。

乳脂中含有必需的脂肪酸、磷脂等，也含有少量的胆固醇。乳脂呈极小脂肪球状，容易消化吸收。在动物乳中，牛乳脂肪球较大，又缺少脂肪酶，相对较难消化。奶中含有乳清酸，可降低胆固醇，也适合高血压、冠心病及血脂高的患者饮用。

（8）蛋类

蛋类是深受人们欢迎和广泛食用的食品，其营养丰富，食用又方便。蛋白质含量高，为 13%~15%，属于完全蛋白质，全蛋的消化率达到了 98%。蛋黄比蛋清的蛋白质含量高。

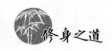

蛋类含脂肪为 11% ~ 15%，几乎全部集中在蛋黄里，容易消化吸收，而且含有必需氨基酸和丰富的磷脂、卵磷脂及胆固醇，这些都是人体生长发育和新陈代谢所不可缺少的。

蛋类含有人体所需磷、镁、钙、铜、锌等矿物质，存在于蛋黄中。蛋黄中铁的含量非常高，高达 6%，但其吸收利用不如瘦肉和肝脏。蛋类中含有丰富的维生素 A、维生素 D 和 B 族维生素，多存在于蛋黄中。蛋清中含有抗生物素蛋白和抗胰蛋白酶，其与生物素结合使营养物质难以被人体吸收，经加热煮熟后可将其破坏，因此蛋类不宜生吃。

2. 食物配伍，让你吃出好营养

由于人的体质不同，在饮食上也有差别，在食物性质上有的人喜欢热饮热食，有的人喜欢凉食冷饮。在口味上有的人喜欢吃甜，有的人喜欢吃酸，有的人喜欢吃咸，有的人喜欢吃辣。在疾病状态下，因有寒热虚实之分，我们更应该辩证地应用食物的不同特性进行食疗，保证身体的健康与长寿。

所谓食物配伍，就是为增强食物的效用和可食性，常常把两种食物搭配起来食用。食物配伍基本分为"协同配伍"与"拮抗配伍"两个方面。"协同配伍"就是我们常说的相宜配伍，"拮抗配伍"就是我们常说的食物相克。

下面先看一下相宜的食物配伍。

（1）蔬菜类与相关食物相宜

茶叶、苹果和洋葱：三者都具有保护心脏的功效，同吃可减少心脏病的发病率。

海带和豆腐：两者同食可维持体内碘元素平衡。

海带和芝麻：两者同食可美容、抗衰老，并对血液有净化的功效。

菠菜和胡萝卜：两者同食可保持脑血管畅通，明显降低中风的危险。

谷物、蔬菜和红葡萄酒：在食用各类谷物、蔬菜的同时，饮用100克的红葡萄酒可以预防肠癌。

毛豆和丝瓜：两者同食可清热祛痰，防止便秘、口臭及周身骨痛。

豆角和土豆：两者同食可调理消化系统，消除胸膈胀满，还可防治急性肠胃炎、呕吐腹泻等。

生菜和菌菇：两者同食可治疗热咳、痰多、胸闷、吐泻等症状。

芦笋和银杏：两者同食有润肺定喘的功效。

莴笋和蒜苗：两菜配炒可利五脏、顺气通脉、健筋骨、洁齿明目、清热解毒等功效，还可防治高血压。

油菜和豆腐：两者同食有清肺止咳的功效。

菊花和丝瓜：两者长期同食可清热、洁肤、除雀斑。不仅有祛风化痰、清热解毒、凉血止血的功效，还可抗病毒和预防病毒感染。

白菜和辣椒：两者同食可以促进肠胃蠕动，帮助消化。

菊花和银耳：两者同食可治疗喉痛。银耳具有滋养强壮、镇静、止血的作用。

茄子和肉：两者同食可维持血压，加强血管的抵抗力，对防治紫癜症也有帮助。

西兰花和洋菇：两者同食可滋补元气、润肺、化痰，改善食欲缺乏等状况。

豆腐干和韭菜：两者同食是素食者最好的蛋白质补充来源。

黄瓜和豆腐：两者同食可辅助治疗高血压、肥胖症、水肿、咽喉肿痛等。

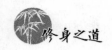

豆腐和韭菜：两者同食对阳痿、阳衰、早泄、遗精、遗尿、妇女阳气不足、大便干燥、癌症有疗效。

白菜和豆腐：两者同食可辅助治疗大小便不利、咽喉肿痛、支气管炎等。

金针菇和豆腐：两者同食可辅助治疗营养不良、高脂血、高胆固醇、血管硬化等。

油菜和虾仁：两者同食有消肿散血、清热解毒、补肾阳等功效。

白菜和猪肉：两者同食可辅助治疗营养不良、贫血、头晕、大便干燥等。

莲子和地瓜：同做成粥，食之可辅助治疗大便干燥、习惯性便秘、慢性肝病等，此粥还具有美容功效。

冬瓜和火腿：两者同食可利尿，对前列腺炎症有疗效。

豌豆和蘑菇：两者同食可以消除油腻引起的食欲不佳。

黄花菜和黄瓜：两者同食可补虚养血，利湿消肿。

南瓜和莲子：两者同食可辅助治疗糖尿病、冠心病、高血压、高脂血、肥胖、便秘等。

榨菜和黄豆芽：两者同食可美肤及增强免疫功能，还可抗癌。

茄子和苦瓜：两者同食有清心明目、益气壮阳、延缓衰老、去痛活血、清热消肿、解痛利尿等功效，是心血管病人的理想蔬菜。

竹笋和猪肉：两者同食有爽胃的功效，对糖尿病、便秘、咳嗽等症有辅助疗效。

芦笋和色拉：两者同食可消除疲劳，促进肠胃蠕动，并可美化肌肤。

蒜薹和木耳：两者同食有益气养胃润肺、凉血止血、降脂减肥等作用。

豆苗和猪肉：两者同食有利尿、止泻、消肿及预防糖尿病的作用。

莴笋和黑木耳：两者同食有益气养胃润肺、降脂减肥及降血压的作用。

菜花和西红柿：两者同食能清血健身，增强抗毒能力，预防疾病，也可治疗胃肠溃疡、便秘、皮肤化脓及预防牙周病。

蒜和生菜：两者同食可清理内热，具有杀菌、消炎、防止牙龈出血及坏血病等功效。

西蓝花和香菇：两者同食是坏血病、胆固醇、高血压、肾炎、尿蛋白症、糖尿病患者的首选。

卷心菜和海米：两者同食对动脉硬化、结石、便秘、肥胖症等有疗效。

银耳和木耳：两者同食有益气润肺、养血养荣的作用，对治疗慢性支气管炎和肺心病也有很好的效果。

黄瓜、马铃薯和西红柿：三者同食有和胃、健脾、益气、消炎解毒等功效，且有润肤、延缓衰老的作用。

木耳和豆腐：两者同食可防治高血压、高脂血、糖尿病、心血管疾病。

青蒜苗和豆腐干：两者同食可益气、利脾胃，有杀菌、消炎、降低胆固醇、防止血管硬化的特殊功效。

黄瓜和木耳：两者同食可平衡营养，有减肥的功效。

茄子和黄豆：两者同食可通气、顺肠、润燥消肿，有平衡营养的作用。

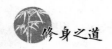

香菇和菜花：两者同食利肠胃，开胸膈，壮筋骨，并有较强的降血脂的作用。

鲜蘑和豆腐：两者同食不仅可作为营养丰富的佳肴，而且是抗癌、降血脂、降血压的良药。

凤尾菇和木瓜：两者同食有补脾益气、减肥、降血压等功效。

口蘑、草菇和平菇：三者同食具有滋补、降压、降脂、抗癌的功效，是心血管病、肥胖病患者的理想食品。

木耳和海带：两者同食有清热解毒、补中生津、降压、防动脉硬化、减肥等作用。

冬瓜和口蘑：两者相配成菜有利小便、降血压的功效。

蘑菇和油菜：两者同食有抗衰老、减少脂肪在体内的堆积及润肤的作用。

豆腐和草菇：两者同食有利于脾胃虚弱、食欲缺乏者营养吸收，可作为高血压、高脂血患者的辅助食疗菜肴。

绿豆和南瓜：两者同食有很好的保健作用，能降低糖尿病人的血糖，且有补中益气的功效。

芦荟和木耳：两者同食有通便清热、杀虫等功效，对糖尿病的治疗有很显著的疗效。

蘑菇和扁豆：两者同食能健肤、长寿，也有提高人体免疫力，有补气益胃、理气化痰的作用。

青椒和苦瓜：两者同食有解除疲劳、清心明目、益气壮阳、延缓衰老的作用。

海带和排骨：排骨配以海带炖食，可为患全身性或以四肢为主的局部性皮肤瘙痒患者解除痛苦。

豆腐和油菜：两者同食具有滋阴补肾、增白皮肤、减肥健美的作用。

玉竹和豆腐：两者同食能温暖身体、消除疲劳、美肌益颜。

核桃仁和芹菜：两者同食有润发、明目、养血、益智的作用。

蒜和黄瓜：两者同食可以抑制糖类转变为脂肪、降低胆固醇，对怕胖或减肥者十分有益。

蛋白和蘑菇：两者同食有补气益胃、滋阴润燥的功效。

芹菜和西红柿：两者同食可健胃消食。对高血压、高脂血患者尤为适宜。

蘑菇、青豆和腐竹：三者同食有补气益胃、清热解毒、健身宁心及对血管有保护的作用。

豆腐和虾仁：两者同食容易消化，对高血压、高脂血症、动脉粥样硬化的肥胖者尤其适宜，更适合老年肥胖者食用。

冬瓜和海带：两者同食有降压、美容瘦身等功效。

空心菜和红椒：两者同食可以降血压、止头疼、解毒消肿，还可防治糖尿病和龋齿病。

豆腐皮和香菜梗：两者同食可以促进麻疹透发，亦可健胃、驱风寒、除尿臭、阴臭。

牛奶和菜花：两者同食具有美化肌肤的功效。

蚕豆和枸杞：两者同食对腰酸背痛、糖尿病、头昏耳鸣、两目模糊有一定的治疗作用。

大米和绿豆：绿豆与白米煮成粥，食之有利水消肿、润喉止渴等功效。

（2）果品类与相关食物相宜

草莓和牛奶：两者同食可清凉解渴、增加营养、养心安神。

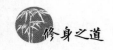

莲子和木瓜：两者同食很适合高血压、冠心病患者，对产后虚弱、失眠、多梦也有一定疗效。

桑葚和粳米：两者同煮粥食用可补肝益肾，养血润燥，还可消除脑力疲劳，精力不集中，多梦、失眠等症状。

桂圆和人参：两者做成饮品饮用，可使身体保暖、增强体力。

葡萄和枸杞：两者搭配食用是补血良品。

绿茶、薄荷和西瓜：三者搭配煮茶饮用，有清热解毒、利尿等功效。

木瓜和牛奶：做成木瓜牛奶，有养颜、润肤等功效。

牛奶和苹果：两者同食有清凉解渴，生津除热，抗癌防癌的功效。

红枣和牛奶：做成粥有补虚、止渴、润大肠、养心脏、解热毒的功效。

栗子和红枣：两者同食有益于肾虚者、腰酸背痛者、腿脚无力者、小便频多的患者。

桃子和牛奶：同食有滋养皮肤的功效。

红枣和核桃：两者同食有补血、益智、抗衰老的功效。

牛奶和柑橘：两者同食有营养丰富、清凉解渴、抗癌防癌的功效。

猕猴桃和酸牛奶：两者同食可促进肠道健康，帮助肠内益生菌的生长，有利于便秘的纾解。

芦荟和柠檬：两者同食可帮助口腔产生唾液，也有抑制炎症、去除疼痛的功效。

（3）禽肉、蛋类与相关食物相宜

鸡肉和绿豆芽：两者同食可以降低心血管疾病及高血压病的发病率。

鸡肉和竹笋：两者同食能暖胃、益气、补精、填髓，还具有低脂肪、低糖、多纤维的特点，适合体态较胖的人。

鸡肉和红豆：两者同食有湿中益气、补血、明目及活血泽肤等功效。

鸡肉和人参：两者同食有填精补髓、活血调经的功效。

鸡肉、萝卜和枸杞：两者同食是老年人、心血管疾病者良好的高蛋白食品。

鸡肉和栗子：两者同食有补脾造血的作用，是营养佳品。

三七和乌鸡：两者同食对因气血不足而引起的身体虚弱、面色萎黄、苍白等症，具有较好的补益作用。

鸡肉和冬瓜：两者同食有清热利尿、消肿轻身的作用。

鸡肉和菜心：两者同食有健脾益胃、填精补髓、活血调经的功效。

鸡肉和松子：两者如用植物油拌炒，更能提高维生素 E 的摄取，是补充维生素 E 的佳膳。

鸡肉和洋葱：两者同食有抗癌、杀菌消炎、降血压、降血糖血脂、暖胃、强腰健骨等作用。

鸡肉和辣椒：含有丰富的蛋白质、维生素和矿物质，同食对儿童的生长发育很有帮助。

鸡肉和金针菇：两者同食可防治肝脏肠胃疾病，开发儿童智力，增强记忆力及促进生长。

鸡肉、豆角和木耳：三者同食有补肾止泻、益气生津、养胃润肺、降脂减肥等作用，对高血压、高脂血、糖尿病、心血管病有防治作用。

鸡翅和油菜：两者同食对强化肝脏及美化肌肤非常有效。

鸡腿和面条、当归：三者同食可以增强造血能力，改善贫血状况。

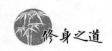

鸡血和菠菜：两种食物同吃，既养肝又保肝，患有慢性肝病者尤为适宜。

鸡蛋和百合：两者同食有滋阴润燥、清心安神的功效，又可消火、祛痰、补虚，加冰糖效果更佳。

鸡蛋和韭菜：两者混炒，可以起到补肾、行气、止痛的作用，对治疗阳痿、尿频、肾虚、痔疮及胃痛亦有一定疗效。

鸡蛋和菠菜：两者同食可使营养素更加丰富，孕妇常吃可预防贫血。

鸡蛋和苦瓜：两者同食可使铁质吸收得更好，有健胃的功效，也可辅助治疗胃气痛、眼痛、感冒、伤寒和小儿腹泻呕吐等。

鸡蛋和羊肉：两者同食不仅滋补营养，还能够促进血液的新陈代谢，减缓衰老。

山药和鸭肉：两者同食可消除油腻，还可起到滋阴补肺的效果。

白鸭、地黄和山药：三者同食有滋阴养胃、清肺补血、利尿消肿、清热凉血的作用。

酸菜和鸭肉：两者同食有滋阴养胃、清肺补血、利尿消肿、杀菌治寒腹痛等功效。

水鸭和金银花：两者相配，具有滋润肌肤、消除面部暗疮及多种皮肤病的功能。

（4）畜肉类与相关食物相宜

猪肚和豆芽：两者同食不仅可洁白皮肤及增强免疫功能，还有抗癌的功效。

猪肉和芋头：两者同食有生津、健肠、止泻等功效，并对保健和预防糖尿病有较好的作用。

猪肉和蘑菇：两者同食具有补脾益气、润燥化痰、预防糖尿病的功效。

猪腰和黑木耳：两者同食可降低心血管病发病率，起养颜、抗衰老的作用，还具有益气补血、润肺镇静的功效。

竹笋和猪腰：两者同食具有滋补肾脏和利尿的功效。

莲子和猪肚：两者同食有助于气血虚弱的身体瘦弱者恢复体质。

菠菜和猪肝：两者同食，可防治老年贫血及一般性贫血。

猪肝和白菜：白菜清热，猪肝补血，两者同食十分调和滋润。

猪肉和泡菜：两者同食可使蛋白质、脂肪及钙、磷、铁等矿物质更丰富，适合妊娠早期食用。

胡萝卜、黄芪、猪肚和山药：四者同食特别适合脾胃虚弱、消化不良的女性。

猪肉和萝卜：两者同食有消除胃满肚胀、食积不消、饮酒过量、便秘等作用。

猪肉和南瓜：两者同食对保健和预防糖尿病有较好的作用。枸杞和猪肉：两者同食有清热消毒、靓肤的功效。

排骨和山楂：两者同食有祛斑消瘀功能。

大蒜和牛肉：两者同食可延长维生素 B_1 在人体内的停留时间，可消除身体疲劳、增强体质。

土豆和牛肉：土豆与牛肉同煮，不但味道好，且土豆含有丰富的叶酸，起着保护胃黏膜的作用。

生姜和牛肉：两者同食可治寒腹痛、驱寒保暖。

牛肉和芋头：两者同食可以防治食欲缺乏及便秘；蛋白质则可防止皮肤老化。

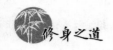

牛肉和芹菜：两者同食可补脾胃、滋补健身，营养价值高。

牛肉、白萝卜和洋葱：三者同食具有健脾、滋养皮肤、帮助睡眠的作用。

牛肉和大葱：两者同食对风寒感冒、头痛鼻塞、面目水肿、疮痛、跌打者有疗效。

牛肉和陈皮：陈皮炒牛肉可以促进食欲、增强体力。

牛肉和鸡蛋：两者同食不仅滋补营养，还能够促进血液的新陈代谢，延缓衰老。

羊肉和生姜：两者同食可生暖，能辅治腹痛、胃寒。

羊肉和香菜：两者同食适宜于身体虚弱、阳气不足、性冷淡、阳痿等症者。

兔肉和枸杞：两者同食有滋补肝、肾、肺，清肝去火等功效，也对腰酸背痛、头昏耳鸣有一定的治疗作用。

兔肉和大葱：两者一起烹饪是绝好的美容食品，还有降血脂的功效。

（5）水产类与相关食物相宜

米醋和鲤鱼：鲤鱼有清水之功，米醋有利湿之效，两者同食利湿的功效则更好。

蛤蜊和豆腐：两者同食可清热解毒，利尿消肿，并能使皮肤变得细嫩，也可治气血不足。

咖喱和鳕鱼：两者同食易消化，适合体质差者调养身体，或做婴幼儿营养补充食品。

竹笋和鲍鱼：两者同食滋阴益精，清热利尿，适用于阴虚内热引起的体热、干咳，对白内障也有一定疗效。

泥鳅和豆腐：两者同食可清热解毒，亮丽皮肤，尤其适合脾胃虚弱、气血不足、食少乏力、体虚者食用。

乌鱼和黄瓜：两者同食可清热利尿，健脾益气，健身美容。

甲鱼、桂圆和山药：三者同食有补脾胃、益心脏、滋肝肾的作用。

鲫鱼和黑木耳：两者同食有温中补虚利尿的作用，很适合减肥的人和老年体弱者食用，常吃也有润肤养颜和抗衰老的作用。

鱿鱼和木耳：两者含丰富蛋白质、铁质及胶原质，同食可使皮肤嫩滑且有血色。

白菜和鲤鱼：两者同食营养丰富，对孕妇妊娠水肿有辅助治疗。

木瓜和带鱼：两者同食有营养、补虚、通乳的功效。

豆腐和鱼：两者同食，可提高人体对钙的吸收率，还可预防儿童佝偻病、老年人骨质疏松症等多种骨病。

虾米和芹菜：两者同食既可补充营养，又有瘦身的作用。

鲢鱼头和豆腐：两者同食有美容效果，对体虚型肥胖者来说是可常食的佳肴。

青鱼和银耳：两者同食可对虚胖者有及时调养的作用。

甲鱼和冬瓜：两者同食具有生津止渴、除湿利尿、散热解毒、滋润皮肤、保肝明目等功效，多吃也有助于减肥。

章鱼和猪蹄：章鱼与猪蹄同炖食可益气养血、润泽肌肤和保持健美。

蜜糖和甲鱼：两者同食可强身，对心脏病、肠胃病、贫血均有疗效，还能预防衰老。

豆苗和虾仁：两者同食对体质阴寒怕冷、低血压、食欲缺乏、精力衰退等症状均有食疗效果。

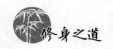

虾仁和韭菜花：两者同食可以治夜盲症、眼干燥症，还可杀菌驱虫，治便秘。

海鲜和鸡蛋：海鲜类食物与鸡蛋炖食，将使蛋白质更加丰富，儿童宜多食。

白菜和虾仁：两者同食可预防便秘、痔疮及结肠癌等。

木耳和红糖：将两者做成饮品，除补血外，还能促进末梢血液循环。

3. 避免食物相克，吃出健康

《黄帝内经》中对食物与食物的配伍也有一些忌讳，其道理虽不充分，但在药膳应用中可作参考。

下面是生活中常见的食物配伍相克。

（1）蔬菜类与相关食物相克

芥菜与鲫鱼：鲫鱼与芥菜同食，会引发水肿。

芥菜与兔肉：这两种食物如果同食，对人体极为不利。

竹笋与羊肝：竹笋与羊肝同炒时，会产生一些对人体有害的物质，并破坏了其中的营养素如维生素 A。

菠菜与鳝鱼：两者食物药性的性味功能不协调，同食也容易导致腹泻。

菠菜与豆腐：菠菜与豆腐同烹饪，会生成不溶性的沉淀，影响人体对钙的吸收。

金瓜与虾：虾与金瓜性味功能不合，且两者生化成分复杂，合食不利身体健康。

金瓜与螃蟹：两者都属寒凉之物，同食有损肠胃。

金瓜与黄鳝：两者同食则营养互相抵消，无益于身体健康。

莴苣与蜂蜜：两者同食，易导致腹泻，儿童尤其不要吃。

芹菜与蚬、蛤、毛蚶、蟹：蚬、蛤、毛蚶、蟹若与芹菜同食，可将其中的维生素 B_1 全部破坏。

芹菜与黄瓜：黄瓜与芹菜同食，会使芹菜的维生素 C 被分解破坏，营养价值会降低。

南瓜与羊肉：两者同食久食，导致胸闷腹胀和身体不舒。

韭菜与蜂蜜：蜂蜜与韭菜的食物药性相反，二者不可同食。

大蒜与蜂蜜：大蒜性质与蜜相反，所以大蒜不宜与蜜共食。

辣椒与胡萝卜：胡萝卜与辣椒同食，会降低辣椒的营养价值。

葱与狗肉：两者配食，益增火热，使鼻出血症状加重。

葱与蜂蜜：这两种食物如果同食，易损害肠功能。

黄瓜与花菜：花菜与黄瓜配炒或同吃，花菜中的维生素 C 将被黄瓜中的维生素 C 分解酶破坏。

黄瓜与西红柿：西红柿不宜与黄瓜配食或同炒，黄瓜中的分解酶会将西红柿中的维生素 C 破坏掉。

黄瓜与柑橘：柑橘与黄瓜配食，柑橘中维生素 C 会被黄瓜中的分解酶破坏。

黄瓜与辣椒：两者同食，辣椒中的维生素 C 会被黄瓜中的分解酶破坏，降低了营养价值。

辣椒与南瓜：南瓜亦含维生素 C 分解酶，能破坏辣椒中的维生素 C，所以二者不宜配食。

茄子与螃蟹：两者同属寒性，共食有损肠胃，常导致腹泻，特别是脾胃虚寒的人更应忌食。

花生与黄瓜：黄瓜与花生仁同食多食，极易导致腹泻。

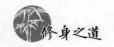

花生与毛蟹：两者同食，多则导致腹泻。

萝卜与橘子：萝卜等十字花科蔬菜被摄食后，可迅速产生一种叫硫氰酸盐的物质，并很快代谢为一种抗甲状腺的物质——硫氰酸。此时，人体若摄入含大量植物色素的水果，如橘子、梨、葡萄等，这些水果中的类黄酮物质在肠道被细菌分解，即可转化为羟苯甲酸及阿魏酸。它们可以加强硫氰酸抑制甲状腺的作用，从而诱发或导致甲状腺肿。

（2）果品类与相关食物相克

生菱与蜂蜜：两者同食，易致腹胀、腹泻。

梨与开水：吃梨喝开水，一冷一热刺激肠道，易致腹泻。

柑橘与螃蟹：两者同食，久必致痰凝而气滞。气管炎患者更要忌之。

柿子与螃蟹：两者同食会出现腹痛、呕吐或腹泻等症状。

柿子与章鱼：两者同食，可引起呕吐、腹痛、腹泻等。进食丰富的蛋白食物后不宜马上吃柿子。

柿子与酒：两者不宜同食，否则久之就会成病。

柿子与紫菜：同食会导致胃肠道不适。

柿子与海带：同食会导致胃肠道不适。

香蕉与芋头：这两种食物如果同食，对人体极为不利。

含鞣酸的水果与鱼虾：如果吃完鱼、虾后，马上就吃柿子、葡萄、山楂等含鞣酸较多的水果，会有害于健康。

西瓜与油果子：两者同食，易发生呕吐。

甜瓜与田螺：两者同食，易引起肚痛。

山楂与猪肝：两者同食，会降低营养价值。

山楂与海味：两者同食，会引起腹痛、恶心、呕吐等症状。

核桃与酒：两者同食，易致血热。特别是有咯血宿疾的人，更应忌食。

（3）畜肉类与相关食物相克

牛肉与栗子：两者同炒会削弱栗子营养价值，还会引起呕吐。

牛肉与猪肉：两者一温一寒，性味相抵，不宜同食。

牛肉、白酒、韭菜、薤、生姜：白酒、韭菜、薤、生姜皆大辛大温之品，配以牛肉会使人发热动火，诱发牙齿炎症。

牛肝与鲇鱼：两者共食会产生不良的生化反应，对人体有害。

羊肉与西瓜：两者同食对人体极为不利。

羊肉与梅干菜：两者同食会使心情烦闷。

羊肉与生鱼片：两者同食易发生不良反应。

羊肉与豆酱：两者功能相反，所以不宜同食。

羊肉与荞麦面：荞麦味甘平，性寒，清热敛汗，而羊肉大热，功能正好相反，不宜同食。

羊肉与醋：醋的食物药性与酒相近，宜与寒性食物如鱼、蟹等相配食，而羊肉大热，所以不宜配醋。

猪肉与菱角：两者同食会垂癫。

猪肉与羊肝：羊肝有膻气，与猪肉共同烹炒，则易生怪味，很难吃。

猪肉与芜荽：一耗气，一无补，故二者配食，于身体有损而无益。

猪肉与田螺：两者同属凉性，且滋腻易伤肠胃，不宜同食。

猪肉与豆类：豆类与猪肉不宜搭配同食，否则影响肉类蛋白的消化吸收。

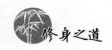

猪肝与鹌鹑肉：鲜猪肝与鹌鹑肉同烹，会发生复杂的化学反应，产生一些不利于人体的物质。

猪肝与菜花：菜花中含有纤维素中的醛糖酸残基可与猪肝中的铁、铜、锌等微量元素形成螯合物，而降低人体对这些元素的吸收。

狗肉与绿豆：两者同食对人体极为不利。

狗肉与大蒜：大蒜与狗肉同食助火，易上肝气，特别是对于阳盛素质的人更当忌食之。

狗肉与鲤鱼：两者同食会产生不利于人体健康的物质。

狗肉与茶：吃狗肉后如果立即饮茶，就会减弱肠蠕动，导致便秘，还会使有毒物质和致癌物滞肠内，不利于健康。

兔肉与小白菜：两者同食易吐泻。

兔肉与姜：两者味性相反，寒热同食，易致腹泻。

兔肉与鸡蛋：两者同炒共食，易引起腹泻。

兔肉与橘子：吃兔肉后，不宜马上吃橘子，否则易致腹泻。

（4）禽肉、蛋类与相关食物相克

鹅肉与鸭梨：两者同食易生热病。

鹅肉与鸡蛋：两者同食会伤元气。

鸡肉与芥末：两者同食助火热，伤人元气。

鸡肉与鲤鱼：民间有"鸡鱼不可同食"的说法，如今也少见二者同烹。

鸡肉与兔肉：两者同食易刺激肠胃道，导致腹泻。

鸡蛋与味精：炒鸡蛋放味精会破坏和掩盖了鸡蛋的天然鲜味。

鸡蛋与豆浆：不少人喜欢吃鸡蛋喝豆浆，或者用豆浆冲鸡蛋，其实这都是不科学的，两者不宜同食，因为，鸡蛋的蛋清里含有黏性蛋白，它可以同豆浆中的胰蛋白酶结合，使蛋白质的分解受到阻碍，降低人体对蛋白质的吸收率。

鸭肉与鳖：鳖性冷，易发水病，而鸭肉也属凉性，故两者不宜同食。

（5）水产类与相关食物相克

鲤鱼与赤小豆：赤小豆甘酸咸冷，功能是下水肿利小便，解热毒散恶血，而鲤鱼亦能利水消肿，两者同煮，利水作用更强。虽然鲤鱼赤小豆汤能治肾炎水肿，但这是针对病人而言，正常人不可食用。

黄鱼与荞麦面：荞麦性寒，黄鱼多脂，都是不易消化的食物，两者不宜同食。

鳗鱼与牛肝：两者同食易产生不利人体的生化反应，如多食常食，有损健康。

螃蟹与泥鳅：泥鳅药性温补，蟹的药性冷利，功能相反，所以二者不宜同吃。

螃蟹与冷食：冷食指夏季冷饮如冰水、冰棍、冰激凌等，寒凉之物易使肠胃温度降低，与蟹同食必致腹泻。

田螺与冰制品：食用田螺后再饮冷水或食用冰制品易导致消化不良或腹泻。

田螺与木耳：木耳中含类脂质及胶质，会与田螺中的一些生物活性物质起不良反应，从食物药性来说，寒性的田螺遇上滑利的木耳，不利于消化。

田螺与香瓜：两者同食有损肠胃并有轻度腹泻。

鳖肉与苋菜：苋菜和鳖肉性冷，两者同食难以消化，可能会形成肠胃积滞。

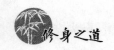

（6）调料类与相关食物相克

醋与猪骨汤：在炖骨头汤时加醋，会影响人体对营养的吸收。

醋与海参：烹制海参时加醋，会使菜汤中的 pH 值下降，海参吃起来口感、味道差。

醋与青菜：烹调青菜时，如果加入酸性佐料，会使其营养价值大减。

芥末与鸭梨：两者同食易发呕。

芥末与鸡肉：两者同食会伤元气。

麦酱与鲤鱼：鲤鱼与麦酱合食，久之必发口疮。

碱与菜：菜心中含丰富的维生素，而维生素 C 在碱性溶液中易氧化失效。

碱与煮粥：在煮粥时如果经常放碱，就会使粥里缺乏维生素 B_1、维生素 B_2 和维生素 C。

第五节
饮食对健康长寿起积极作用

1. 各类食物对健康长寿的作用

随着生活水平的不断提高，人们对健康和长寿越来越重视，爱买各种各样的营养品，却忽略日常饮食，殊不知，我们每天所吃的食物才是真正的健康良药。

（1）根据个人体质吃对食物

白菜豆腐虽然是家常小菜，却有降血压、降血脂的作用，由此可见，食疗养生的关键是根据人的体质来选择饮食。一方面，我们要根据食物的性味归经；另一方面，我们要根据自己的实际状况来选择合适的食物，这样才不会破坏体内的平衡，达到养生的效果。

（2）体质自测与饮食调养原则

体质中的"体"是指形体，既包括人的形体结构，又包括生理功能，即一般所指的生命体；"质"是指特性，即所谓的"气质""资质""禀质"。体质就是指人的形体结构及生理功能的特性。

《黄帝内经》认为，人体是各个层次的阴阳对立统一体。《黄帝内经·灵枢·寿天刚柔》中说道："人之生也，有刚有柔，有弱有强，有短有长，有阴有阳。"这句话的意思是说，人体先天素质有刚柔、强弱、长短、阴阳等差异，人的体质差异是与生俱来的，这些差异反映在性情、脏腑、形体、寒热属性等方面。《黄帝内经·灵枢·通天》

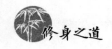
按人体阴阳偏向的不同，将人分为"太阴之人，少阴之人，太阳之人，少阳之人，阴阳和平之人"。

《黄帝内经》是中医体质认识的源头，体质养生法与现代体质养生成果相结合更科学，更符合现代人的养生需求。

医学界关于人的体质有许多分类，匡调元教授的分类方法最有代表性，下面是其 6 个基本类型的分类方法：常体（正常质）、寒体（迟冷质）、倦体（倦质）、湿体（腻滞质）、热体（燥红质）、瘀体（晦涩质）。以下是常人体质类型的自测方法，供读者参考、对照和自测。

①常体（正常质）的特征及饮食调养、宜忌

基本特征：体格强壮，胖瘦适中；脸色红润，精气充足；冬夏气候易适应，很少感冒；喝水有度；脾胃好，不贪食、不厌食，食后自我感觉好；大、小便通顺，有规律，无便秘现象；舌色正常。

饮食调养原则：原则上各种食物都可食用，使之能够到达五味调和、温凉适中、阴阳平补；饮食一般以清淡为主，平时要保持良好的饮食习惯，做到饮食有度，忌多食偏食。

饮食宜忌：常体人的饮食宜忌无特别规定。

②寒体（迟冷质）的特征及饮食调养、宜忌

基本特征：体格不胖即瘦，胖者呈虚胖的表象；面部常白中带青，灰暗无光泽；口唇色淡，常不觉口渴，喝水很少；一喝凉水或吃冷食就会引起胃痛、腹痛或腹泻，喝热水则觉得身体舒适；常感四肢寒冷；经常出汗，出汗觉得皮肤滑凉；夜间小便次数多，尿色如清水状；清晨时便急，便稀而泻快；常年耳鸣，60 岁以上者易耳聋；舌色淡白，舌边有齿印表痕。

饮食调养原则：饮食方面以温补肾阳、祛寒气为目的，宜吃温热平性的食物，忌吃寒凉性的食物。

饮食宜忌：

谷物类：粳米可多吃；籼米要少吃；绿豆性凉，忌吃。

蔬菜类：大蒜、葱、洋葱、韭菜、芥菜、香菜、香椿头、大头菜、芡实、蚕豆、辣椒等可多吃；丝瓜、黄瓜、茄子、百合、蓬蒿菜、芹菜、菠菜、油菜、苋菜、马兰、甜菜、生菜等凉性蔬菜应少吃；茭白、草菇、莴苣、苦瓜、菜瓜、大白菜、竹笋、蕹菜、芦笋、番茄、荸荠等忌吃。

果品类：柠檬、杨梅、银杏、石榴、栗子、龙眼、荔枝、金橘子、槟榔、杏、樱桃、核桃仁、木瓜、桃可多吃；西瓜、甜瓜、柚子、梨、猕猴桃、罗汉果、柑、柿子、香蕉、芒果应少吃或忌吃。

畜、禽、鱼、海鲜类：羊肉、羊肚、羊脑、狗肉、牛肉、牛骨髓、麻雀肉、鸡肉、野鸡肉、黄鳝、蚶、猪肚、草鱼、鲢鱼、鳙鱼、带鱼、河虾、海参、鲍鱼、泥鳅可多吃；兔肉、蛤蜊、螺蛳、河蚌、鸭肉、蛏、蟹、田螺、驴肉、紫菜、海带应少吃。

蛋、乳、糖、油脂类：蛋类除鸭蛋外，其余都可选用，羊乳、牛乳、蜂蜜、蜂皇浆、红糖、饴糖、豆油、菜籽油、花生油、葵花子油可多吃；芝麻油、猪油应少吃。

调味料：丁香、桂皮、花椒、胡椒、米酒可多吃。

饮料：茉莉花、玫瑰花、玉兰花茶可多热饮；决明子茶、绿茶、菊花茶、红茶应少饮。

③倦体（倦质）的特征及饮食调养、宜忌

基本特征：脸色苍白；常显不多言语，讲话易疲劳且声音小；稍

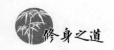

一劳作就出汗，但自己没有热的感觉；常显乏力，头晕目眩，有短暂失忆现象；手脚时常莫名麻木；心律不齐，记忆力低下；内脏有下沉之感，疲劳时此感更甚；月经色淡量减或经色不淡、经量增多，有时两三天即净，有时八九天才净。

饮食调养原则：以补益气血、健脾养肾为目的。宜吃温性和平性的食物，忌吃寒凉食性的食物。

饮食宜忌：

谷物类：黑大豆、玉米、粳米、黄豆可多吃；糯米、小麦、高粱、籼米可适量选食。

蔬菜类：马铃薯、胡萝卜、番薯、南瓜、卷心菜、青菜、平菇、金瓜可多吃；蕹菜、芦笋、番茄、草菇、莴笋、苦瓜、大白菜、荸荠、芹菜、菠菜、油菜、苋菜、丝瓜、黄瓜、茄子、枸杞头、蓬蒿菜应少吃或忌吃。

果品类：枣、葡萄、龙眼、椰子、橄榄、海松子、南瓜子、核桃仁、榛子、苹果、无花果、梅子、菠萝、菠萝蜜、甘蔗、桑葚、花生、莲子、葵花子、枸杞子、白果可多吃；甜瓜、柿子、香蕉、西瓜、柚子、梨、猕猴桃、杨桃、罗汉果、芒果等应少吃或忌吃。

畜、禽、鱼、海鲜类：猪蹄、猪肉、猪肝、猪皮、鹅、鹌鹑、鸽肉、银鱼、黄鱼、鳗鲡、鲈鱼等可多选食；兔肉、河蚌、鸭肉、蟹、田螺、驴肉、紫菜、海带应少吃。

蛋、乳、糖、油脂类：蛋类除鸭蛋外，其余可多吃，羊乳、牛乳、蜂蜜、蜂皇浆、红糖、饴糖、白砂糖、豆油、菜籽油、花生油可多吃；芝麻油、猪油应少吃。

调味料：桂皮、花椒、米酒可多吃。

饮料：茉莉花茶、玫瑰花茶可多饮；绿茶、菊花茶、红茶应少饮。

④湿体（腻滞质）的特征及饮食调养、宜忌

基本特征：体格肥大（也有较瘦的），脸色萎黄干枯；总觉胸满，呼吸时感梗阻，时而头昏目眩，时而恶心、呕吐；嘴中有黏的感觉，饭后时常觉得嘴里有甜味；口常干但又不想喝水，喝了水仍觉口干；大便一日数次，尿浑浊且多泡沫；舌苔有厚有薄，或白色，或灰色，或黄、黑色。

饮食调养原则：以提高肺、脾、肾功能，消除体内痰湿积滞的目的。宜吃温平食物，忌吃寒凉食物。

饮食宜忌：

谷物豆薯类：赤小豆、白扁豆、黄豆芽、绿豆芽可多吃。

蔬菜类：萝卜、冬瓜、四季豆、豇豆、碗豆、扁豆可多吃；韭菜、芥菜、香菜、辣椒、芹菜、菠菜、油菜、丝瓜、黄瓜、茄子应少吃。

果品类：橄榄、南瓜子、核桃仁、枣、葡萄、龙眼、苹果、无花果、菠萝、菠萝蜜、甘蔗、桑葚、花生、莲子可多吃；香蕉、西瓜、甜瓜、柚、梨、猕猴桃、羊桃、罗汉果、芒果、柿子应少吃。

畜、禽、鱼、海鲜类：猪肉、鹅肉、鹌鹑、鸽肉、鳙鱼、黑鱼、鲤鱼、青鱼、鲫鱼、白鱼、银鱼可多吃；兔肉、螺蛳、河蚌、鸭肉、海蜇、蟹、驴肉、紫菜、海带应少吃。

蛋、乳、糖、油脂类：蛋类中除鸭蛋外，其余可多吃，羊乳、牛乳、蜂蜜、蜂皇浆、松花粉、红糖、饴糖、白砂糖、豆油、菜籽油、牛油、花生油、葵花子油、麦胚油可多吃；芝麻油、猪油应少吃。

调味料：桂花、花椒、胡椒、芥末、茴香、丁香、酒酿、米酒可选食。

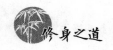

饮料：玳玳花茶、玫瑰花茶、玉兰花茶可多饮；决明子茶、绿茶、菊花茶、红茶应少饮。

⑤淤体（晦涩质）的特征及饮食调养、宜忌

基本特征：面色晦暗，常显不净；眼周有黯黑或紫色的眼圈，面部黑色斑点较多；皮肤粗糙、落屑、干燥，甚至如鱼鳞状；指甲面不平滑，有条状或白色花纹状；严重者指甲变得又厚又硬，如石灰石状；脸上有扩张的血丝，手压即退，手放即现，中年妇女大腿内侧见到丝状小静脉者不属于此类；胃脘部偶有饱胀感，时胀时消，手按时感到不适；头、胸、腹、背、腰或四肢部位有固定的疼痛感，或感气胀，或感针刺；舌质呈现为青紫色或舌质暗。

饮食调养原则：淤体的饮食调养以活血化瘀、淤滞化热为目的。宜吃温性和平性类食物，忌吃或少吃寒性食物。

饮食宜忌：

谷物豆薯类：粳米、玉米、籼米、糯米、高粱、魔芋等可多吃，绿豆、淡豆豉应少吃。

蔬菜类：黑木耳、香菇、猴头菇、金针菜、油菜、洋葱可多吃；除蘑菇外，寒凉食性的蔬菜都应尽量少吃。

果品类：核桃仁、菠萝、香榧子、山楂、菱角、鲜藕可多吃，其他果品可选食。

畜、禽、鱼、海鲜类：猪心、海带、鲨鱼宜多吃，其余也可适量选食，无特别禁忌。

蛋、乳、糖、油脂类：无特别宜忌，可以适量食用。

饮料：决明子茶、绿茶、菊花茶、红茶少饮，其他无特别禁忌，可适量饮酒（不宜大量或饮用高浓度的烈性酒）。

调味料：无特别禁忌，醋宜多食。

⑥热体（燥红质）的特征及饮食调养、宜忌

基本特征：体格消瘦者较多，眼有神而动作较敏捷，急性子；脸色以深红色为多，口唇、牙龈、鼻子也都红，牙龈有出血现象；时觉口干，但饮不解渴；咽鼻常干痒，尤其是在晚上睡眠中；不爱喝热茶，爱喝凉水；手足心热，少眠心烦。人好动，心烦急，常失眠，易发怒；常年耳鸣，60岁以上者易耳聋；早上第一次小便色黄且量少；大便几日一次，干结，成栗子状，多伴有痔疮；舌质红而苔少。

饮食调养原则：以清其内热为饮食调养目的，宜多吃寒凉平性之食，忌吃温热食性的食物。

饮食宜忌：

谷物豆薯类：绿豆、粳米、粟米、大麦、薏米、荞麦、小麦可多吃；刀豆、魔芋、荞麦、籼米、糯米、高粱、燕麦应少吃。

蔬菜：番茄、茭白、苦瓜、菜瓜、竹笋、荸荠、青菜、大白菜、荠菜、塌棵菜、银耳、北瓜、山药、芹菜、菠菜、油菜、苋菜、马兰头、丝瓜可多吃；韭菜、辣椒、香菜、大蒜、洋葱、芥菜、南瓜、大头菜、葱、生姜、平菇、金瓜、木瓜应忌吃或少吃。

果品类：桑葚、柑、柿子、香蕉、西瓜、甜瓜、柚子、梨、猕猴桃、杨桃、罗汉果、芒果、桃可选吃，但不宜吃得过多；龙眼、荔枝、金橘、橘、槟榔、杏、樱桃应忌吃或少吃。

畜、禽、鱼、海鲜类：驴肉、鸭肉、兔肉、牡蛎、鳖、蛤蜊、螺蛳、河蚌、海蜇、蛏、蟹、田螺、紫菜、海带可多吃；狗肉、野鸡肉、牛肉、牛肉髓、羊肉、羊肚、羊脑、黄鳝应忌吃；猪肚、草鱼、鲢鱼、鳙鱼、带鱼、河虾、海参应少吃。

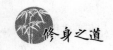

蛋、乳、糖、油脂类：鸭蛋、鹌鹑蛋、鸡蛋、芝麻油、花生油、葵花子油、麦胚油可多吃；牛乳、羊乳、蜂蜜、蜂皇浆可适饮；白砂糖、红糖可适量选吃，饴糖少吃；豆油、菜籽油、牛油少吃。

饮料：决明子茶、绿茶、菊花茶、红茶，宜少量饮用，且不要太浓；忌酒、咖啡；少饮用茉莉花茶、玫瑰花茶。

调味料：花椒、胡椒、芥末、茴香忌用。

以上为 6 种体质类型的主要特征和饮食宜忌，大家可根据自己与常体的不同，特别是最突出的一些表征，从面色、舌苔舌质、怕冷怕热、大小便情况、身体感觉等多方面，针对不同点，与寒、热、倦、湿、淤 5 种病理体质的基本表征去对照，找出最接近自己的一个基本体质类型，然后再去进行食物选用和食养。

（3）合理膳食结构

《黄帝内经·素问·藏气法时论》中提出："五谷为养，五果为助，五畜为益，五菜为充，气味合而服之，以补精益气。"这一饮食调养原则要求人们选择食物时要分清主次，同时食物品种还要多样化，要杂食。

五谷是指大米、小麦、玉米、小米和黄米；五果包括桃、李、栗子、杏、枣等水果；五畜就是各种肉类；五菜就是各种蔬菜。五谷是养命的，五果是帮助消化的，五畜是有补益作用的，五菜是起补充作用的。

饮食养生的最基本要求是饮食结构合理，营养成分均衡，我们应该根据食物的性味合理调配食物种类，不偏食，避免饮食伤正，做到"谷肉果菜，食养尽之，无使过之"。

（4）因时选食性、调五味

《黄帝内经·灵枢·胀论》说："阴阳相随，乃得天和，五脏更始，四时循序，五谷乃化。"饮食养生一定要与时令相结合，才能够发挥其最佳的作用，否则可能会引起疾病。

具体来说，春季为万物生发的季节，饮食要协助阳气升发，适当吃些葱、姜、蒜、韭菜等温性食物，少吃冬瓜、绿豆芽等寒性食物。

夏季暑热多雨，饮食应以甘寒、清淡、少油为宜，如绿豆汤、西瓜等，但切忌过食生冷。夏季高温湿盛，饮食还要重视健脾、消暑、化湿，多吃薏米、绿豆、豆腐、藕、南瓜、苦瓜，少吃甜、油腻助湿的食物。

秋季气候凉爽而干燥，宜多吃一些生津养液、清肺降气、润燥止渴的食物，可多吃芝麻、核桃、梨、枣、菊花、银耳等具有滋润性的食物，少食辛辣发散的食物。

冬季是一年中阳气最虚、阴气最盛的季节，饮食也要以补阳为主，应吃温热性的食物，如羊肉、狗肉、甲鱼、鸽、鹌鹑、海参、枸杞、韭菜、胡桃、糯米、桂圆肉、枣、山药、核桃、栗子、松子、花生、葵花子等。

2. 饮食习惯对健康长寿的作用

人的生命是靠能量来维持的，人体的能量主要来自于食物。食物对于人体具有三种功能：一是满足我们的嗅觉和味觉器官对于香气和美味的欲望，同时消除人体的饥饿感；二是为我们身体的生长发育和运动提供各种营养素；三是预防疾病。吃得健康，不但关系到我们的身体健康，还决定着我们的生活质量和生命的延续。

食物中含有 40 多种人体必需的营养素，每种营养素都有独特的生理功能。人体从食物中摄入这些营养素，不仅保证自身生长发育和日常活动的基本需要，而且这些营养素对于维护人体免疫功能、抗氧化

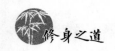

功能以及神经内分泌乃至脑功能等生命过程来说，都是必不可少的物质基础。

（1）《黄帝内经》养生学说

《黄帝内经》将中国传统饮食养生的内容归纳为四个方面：饮食养生、饮食治疗、饮食节制和饮食宜忌（或称为食养、食治、食节、食忌）。饮食养生与治疗可概括为补虚与泻实两大方面：益气、养血、滋阴、助阳、填精、生津诸方面可视为补虚；解表、清热、利水、泻下、祛寒、祛风、燥温等方面可视为泻实。

《黄帝内经》认为，食物与药物有着同一来源，二者皆属于天然产品。食物与药物的性能相通，具有同一的形、色、气、味、质等特性。食物具有寒、热、温、凉四性和酸、苦、甘、辛、咸五味，而且各有其所主的脏腑和归经。如果食物搭配不合理，或者偏食，则有损于人体健康。《黄帝内经·素问·生气通天论》指出："谨和五味，骨正筋柔，气血以流，腠理以密，如是则骨气以精，谨道如法，长有天命。"这句话说明了五味合理搭配的重要性。

按照《黄帝内经》养生的观点，五味养五气，气和而生津液，相成乃相生，谨和五味，则人长寿，五味有偏胜，则疾病生。五味对人体而言：酸养骨，苦养气，甘养肉，辛养筋，咸养脉。故病在筋，不食酸；病在气，不食辛；病在骨，不食咸；病在血，不食苦；病在肉，不食甘。

《黄帝内经》说："酸入肝，辛入肺，苦入心，甘入脾，咸入肾。""故人食过咸，使肾（水）气盛，心（火）气衰，令人发狂，喜衄、吐血、心神不定。""人食过辛，使肺（金）气盛，肝（木）气衰，令人怯懦悲愁，目盲发白。""人食过甘，使脾（土）气盛，肾（水）

气衰，令人痴淫泻精，腰背痛，利脓血。""人食过苦，使人心（火）气盛，肺（金）气衰，果敢轻死，咳逆，胸满。""人食过酸，使肝（木）气盛，脾（金）气衰，令人消化不良，暗聋症固。"这些都是根据五脏、五味的五行属性，应用五行生克的原理来加以辨证的。

（2）食物的"五味"

中国传统医学把酸、苦、甘、辛、咸五种不同的味道称为"食物五味"。《黄帝内经·素问·宣明五气篇》及《黄帝内经·素问·阴阳应象大论》认为，五味所入、五味所生等皆说明自然界产物"味"对机体脏腑的特定联系和选择作用。《黄帝内经》中有"酸收、苦降、甘补、辛散、咸软"之说，五味都有各自对应的体内器官和功效，饮食时要五味均衡，才是最好的养生方法。

①辛味

辛味指辣味及其他一些刺激性味道。辣椒、葱、姜、韭菜、蒜、香菜、胡椒、洋葱等，均有辛味。辛味之甚者多热。当然也有例外的，如薄荷就既辛且凉。辛味具有发散风邪、升阳健胃的作用，因此感受风寒或风热，胃中清冷作痛、口味不佳等，多吃点辛味食物是有好处的。

胡椒、红糖姜汤都有散寒作用。湖南、四川等地的人，嗜辣椒者甚多，常辣得满头大汗，然寒湿雾露之邪气也就随之驱出体外了。也正是由于辛味走窜，且多兼热，因而也有它的副作用，如上火（口舌糜烂等）、鼻子出血等。生疮害痔、常闹眼病、好酒贪杯以及患热性病的人，都不宜多吃辛辣之物。

西医所说的胃溃疡、高血压、糖尿病等，更应避忌辛味。辛味的功效是宣散和行气血。辛味的食物，可用葱、姜、大蒜、萝卜等配合

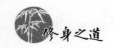

其他药物或食物，制成饮料；有时用其鲜汁，像常用的姜糖饮、青橄榄饮、鲜姜汁、鲜萝卜汁等治疗风寒感冒、感冒咽痛、胃寒呕吐、胃痛等症，皆取其辛味宣散之效。各种酒剂，更具有辛散、行气、通血脉作用，如用枸杞子酒治疗肝肾亏虚、山楂酒治血淤痛经、虎骨酒治疗筋骨寒痛等。以酒作为"药引"，也是借酒之辛散、活血的作用。

食味为辛性的食物有：

蔬菜类：辣椒、花椒、白萝卜、大头菜、芹菜、韭菜、芥菜、香菜、油菜、生姜、葱、洋葱、大蒜、茴香等。

瓜果品类：香橼、佛手、陈皮等。

调味品类：酒等。

②甘味

甘味，也就是甜味，绝大多数主食如米、麦、玉米等都属于甘味食物。味淡的食物也附属于甘。甘能补和，我们日常的食品中以甘味或兼有甘味者居多，其益处不必赘述。当然也有不利的一面，过食甘甜之物容易引起中满（胃腹饱满闷胀）、泛酸、龋齿等。

甘味的功效是补益、和中、缓急。多以此来滋补强身、治疗人身五脏气、血、阴、阳任何一方之虚症，同时也可用来缓和拘急疼痛等症状。例如，糯米红枣粥治疗脾胃气虚或胃阳不足；糯米酒配鸡蛋，煮熟后食用，对产妇有补益作用，此皆取糯米、红枣之甘味，再合其温性，而求其补气、温阳、散寒的功效。

食味为甘性的食物有：

蔬菜类：黑木耳、白木耳、丝瓜、瓠瓜、冬瓜、黄瓜、南瓜、蘑菇、白菜、黄花菜、洋白菜、芹菜、蕹菜、蕨菜、菠菜、荠菜、茄子、西红柿、茭白、白萝卜、胡萝卜、洋葱、竹笋、芋头等。

瓜果品类：百合、山楂、核桃、花生、西瓜、甜瓜、罗汉果、薏米、苹果、梨、桃、柑、杏、李、甘蔗、柿、橄榄、荸荠、香蕉、椰子、樱桃、龙眼等。

水产品类：黄鱼、鲳鱼、青鱼、鲢鱼、鳗鲡鱼、鲤鱼、鲫鱼、鳝鱼、藕、菱角、泥鳅、蚶、田螺、鲥鱼等。

禽畜蛇类：猪肠、猪肉、猪肝、猪肚、猪髓、猪皮、猪蹄、牛奶、羊奶、猪肺、火腿、蛇、蛙、哈士蟆等。

调味品类：蜂乳、蜂蜜、白糖、冰糖等。

③酸味

日常饮食中用得最广的酸物是醋。酸味能收涩，对于长久腹泻的人，用红糖煎炒酸石榴皮，颇有疗效。但是用醋调味，却不是取其收涩之功，而是用酸来生津开胃。望梅止渴，正是利用了酸味生津的作用。生津可以止渴润喉，津液充盈也可滋养胃阴。因此，人们爱吃点酸味的食物来爽口开胃。

当然，有利必有弊端，多食酸容易损齿。吃过酸味食物要漱口，才可保无损齿之虞。酸味及涩味的功效是收敛、固涩。遇到气虚、阳虚不摄而致的多汗症，以及泄泻不止、尿频、遗精、滑精等，皆应注意配合酸味之食物，作为辅助治疗。

食味为酸性的食物有：

瓜果品类：橙、桃、李、梅、橄榄、柠檬、枇杷、山楂、椰子、石榴、荔枝、芒果、葡萄、佛手、柑、杏、橘、柚等。

调味品类：醋等。

④咸味

古人知道血是咸的，因而把咸与血脉联系在一起。长时间不吃盐，

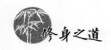

人就浑身没劲。吃多了咸盐（或其他咸物），又容易导致血脉凝滞，这与现代医学认为高血压病人不宜多吃盐是相通的。除盐之外，大多数海产植物也属于咸味食物。例如海带，就是一个典型。有些山区的居民常患甲状腺肿大（大脖子病），古人用海带等治疗，常获良效。咸味的功效是软坚散结，亦能润下。多用来治疗热结、痰核、瘰疬、二便不利等症。具有咸味的食物，多为海产及一些肉类。例如，猪肾味咸性平，能治肾虚引起的腰酸、遗精、小便不利、水肿等；鸽肉性味甘咸，有补肝肾、益精血之功用；海参甘咸性温，用于补肾、养血润燥。用海参配羊肉可治阳痿、肾虚尿频；配木耳可治疗阴虚肠燥与便秘；紫菜咸寒，能软坚散结、消痰利水，治疗瘰疬（如颈淋巴结结核）、瘿瘤（如甲状腺肿大）等。

食味为咸性的食物有：

粮豆类：大麦、小米等。

蔬菜类：苋菜等。

水产品类：海参、海蜇、龟肉、蛏肉、蟹肉、螺、海带、紫菜等。

禽畜类：鸭肉、火腿、狗肉、熊掌、猪肉、猪心、猪肾、猪蹄、猪髓、猪血、鸽蛋等。

调味品类：盐、酱等。

⑤苦味

喜食苦味的人不太多，然而某些地区的某些人群对苦味食品却异常钟爱。例如苦瓜，虽然极苦，但它却是瓜类中的清热佳品，可以清心明目、止渴除烦、消暑除湿。夏季以苦瓜佐餐，对出汗过多、口味不佳的人来说是很好的。还有莲子心，其味甚苦，可以催吐。但古诗却说："食子心无弃，苦心生意存。"莲子心苦寒清心火、止烦渴，用来泡茶喝则苦后回甘。

现代科研表明，莲子心中含生物碱，可以降血压。苦味的食物多偏寒，因此体质属阳虚，平素怕冷、少气乏力者最好别去尝试。苦味的功效是泻热，燥温。例如，苦瓜味苦性寒，用苦瓜炒菜，佐餐食用，即取其苦能清泄之用，达到清热、明目、解毒的目的，常吃对于热病烦渴、中暑、目赤、疮疡肿毒等症极为有利。又如，茶叶的味为苦甘，其性凉，也有清泄的功效，是一种极为常用的饮料，服后能清利头目、除烦止渴、消食化痰、利尿解毒。

食味为苦性的食物有：

蔬菜类：苦菜、苦瓜、薤白、慈姑、百合、槐花、大头菜、香椿等。

瓜果品类：佛手、白果等。

（3）食物的"四性"

药物有"四性"，传统医学将药物分为温、热、寒、凉四类，《黄帝内经》认为"药食同源"，食物与药物同样都有"四性"。寒、凉性食物多有清热、泻火、凉血、解毒、滋阴等作用；而温、热性食物有温经、散寒、助阳、活血、通络等作用。

除了温、热、寒、凉四性，食物中还有一类是平性的。平性食物具有健脾、开胃、补益身体的作用。这类食物也具有微寒、微温的性质，散寒或温补的效果比较缓和，仍然属于四性的范围。

《黄帝内经·素问·生气通天论》有云："阴平阳秘，精神乃治。"中华食疗养生重视食物的不同性味和作用，提倡用不同性味的食物来调整人体气血阴阳，以达到"扶正祛邪"的作用。

①温热性食物

温热性食物吃后身体会生热，使机能兴奋、增强活力，适合寒性

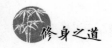

体质者吃，可改善其衰退沉滞、贫血萎缩的机能。相反，若让热性体质者吃，则会因过度兴奋亢进反而造成其发肿、充血、便秘等病症。一般我们所说的"燥"或"热"的食物即是指温热性食物。

食性为温性的食物有：

粮豆类：糯米、高粱、刀豆等。

蔬菜类：韭菜、生姜、葱、薤白、芥菜、香菜、大蒜等。

瓜果品类：南瓜、木瓜、香橼、佛手、龙眼、杏、桃、樱桃、石榴、乌梅、荔枝、栗、枣、核桃等。

水产类：虾、蚶、鳝鱼、鲢鱼、鳙鱼、淡菜、海参等。

禽畜类：鹿、鸡、羊、狗、猫、雀（驴）等肉类，猪肝、猪肚、火腿、羊乳、熊掌等。

食性为热性的食物有：

蔬菜类：芥子、辣椒、花椒、胡椒等。

水产类：鳟鱼等。

②平性食物

我们一般常用食物以平性食物居多。

食性为平性的食物有：

粮豆类：粳米、陈米、玉米、黑豆、赤豆、黄豆、蚕豆、甘薯、扁豆、豌豆、豇豆等。

蔬菜类：香蕈、洋葱、土豆、黄花菜、荠菜、香椿、大头菜、白菜、芋头、胡萝卜、黑木耳、白木耳等。

瓜果品类：葡萄、南瓜子、白果、百合、橄榄、黑芝麻、榛子、无花果、李子、榧子、花生等。

水产类：莲子、芡实、海蜇、黄鱼、泥鳅、青鱼、鲫鱼、鲤鱼、鳗鲡鱼等。

禽畜类：猪（肺、心、肉、肾、蹄）、牛（肉、奶）、鸭、鹅、龟、鳖（肉）、鸡蛋、鸽蛋、鹌鹑肉、鹌鹑蛋等。

调味品类：白糖、蜂蜜、蜂乳等。

③寒凉性食物

寒凉性食物对人体生理机能具有镇静及清凉消炎的作用，适合热性体质者吃，可改善其失眠、肿胀及炎症。相反，若让寒性体质者吃，则会使其冷症及贫血现象更为严重。一般民间所说的"冷""凉"或"退火"的食物即是指寒凉性食物。

食性为寒性的食物有：

蔬菜类：苦菜、苦瓜、蕹菜、西红柿、茭白、蕨菜、瓠瓜、冬瓜、黄瓜、慈姑、竹笋等。

瓜果品类：西瓜、甜瓜、香蕉、柿子、桑葚、柚子、荸荠等。

水产类：紫菜、海带、田螺、蟹、蛏肉、藕等。

调味品类：淡豆豉、酱、食盐等。

食性为凉性的食物有：

粮豆类：大麦、小麦、小米、绿豆、豆腐、荞麦等。

蔬菜类：茄子、白萝卜、油菜、菠菜、丝瓜、苋菜、芹菜、蘑菇等。

瓜果品类：柑、梨、苹果、枇杷、橘、橙子、芒果、菱角、薏仁等。

禽畜类：猪皮、鸭蛋、兔肉等。

（4）可以调节人的情绪、使人快乐的食物

科学家发现，人的喜怒哀乐与饮食有着密切的关系，有的食品能

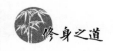

够使人快乐、安宁，有的食品则使人忧愁、焦虑、悲伤、愤怒，甚至是恐惧和狂躁。为什么会这样呢？

原因在于，人体中一种称为血清素的物质有助于镇定情绪、解除焦虑，而这些食物正是能促进血清素的分泌从而给人带来快乐的情绪。那么，有哪些食物能够让我们一口一口地把烦恼和忧郁通通吃进肚子里呢？

深海鱼：住在海边的人心情都比较快乐，原因不只是大海能让人神清气爽，还因为他们把鱼当作主食。哈佛大学的研究报告指出，鱼油中的ω－3脂肪酸与常用的抗忧郁药如碳酸锂有类似作用，让我们的身体分泌出更多能够带来快乐情绪的血清素。

香蕉：不要羡慕大猩猩为什么永远那么傻气而可爱，嫩黄色的香蕉不仅美味，而且含有一种称为生物碱（al－kaloid）的物质。生物碱可以振奋精神和提高信心，而且香蕉是色胺酸和维生素 B_6 的超级来源，这些都可以帮助我们的大脑制造血清素。

葡萄柚：葡萄柚不但有浓郁的香味，更可以净化繁杂思绪，也可以提神醒脑。葡萄柚所含的高量维生素 C 不仅可以维持红细胞的浓度，使身体有抵抗力，而且维生素 C 也有抗压作用。最重要的是，在制造多巴胺、去甲肾上腺素时，维生素 C 是重要成分之一。

全麦面包：为什么总有那么多年轻女孩喜欢吃面包和点心，原来它们因为含有大量碳水化合物而成为抗忧郁食物。但是吃点心容易摄入过多热量，所以吃复合性的碳水化合物，如全麦面包等，效果慢一点，但更合乎健康原则。

菠菜：卡通中大力水手吃了菠菜后会力大无穷，其实吃了菠菜还会心情大好。菠菜除含有大量铁质外，更有人体所需的叶酸。医学文献一致指出，缺乏叶酸会导致精神疾病，包括抑郁症和精神分裂症等。研究也发现，那些无法摄取足够叶酸的人，在5个月后都无法入睡，并产生健忘和焦虑等症状。研究人员推论，缺乏叶酸会导致脑中的血清素减少，造成抑郁症出现。那么，哪些是富含叶酸的食物呢？几乎所有的绿色蔬菜和水果都含有叶酸，但菠菜最多！

樱桃：鲜艳欲滴的樱桃不止好吃，而且具有消炎作用，和阿司匹林一样有效。美国密西根大学的科学家们认为：吃20粒樱桃比吃阿司匹林还有效。

大蒜：大蒜虽然会带来不好的口气，却会带来好心情。德国科学家从一项针对大蒜对胆固醇的功效研究中发现，病人吃了大蒜制剂之后，会感觉不疲倦、不焦虑、不容易发怒。

南瓜：南瓜之所以和好心情有关，是因为它们富含维生素 B_6 和铁，这两种营养素都能帮助身体所储存的血糖转变成葡萄糖，而葡萄糖正是脑部唯一的燃料。南瓜派也被认为是菜单上"最聪明"的甜点。因为每吃一口南瓜派，就会同时摄取3种类胡萝卜素，这对预防心脏病、抗老化都十分有用。

低脂牛奶：温热的牛奶向来就有镇静、缓和情绪的作用，尤其对经期女性特别有效，可以帮她们减少紧张、暴躁和焦虑的情绪。而选择低脂牛奶，绝对不妨碍年轻女孩的"美体计划"。

鸡肉：当我们体内缺乏维生素 B_{12} 时，就会出现恶性贫血、食欲缺乏及记忆力减退等问题。而鸡肉正富含维持神经系统健康、消除烦躁不安的维生素 B_{12}，所以，当你晚上睡不好，白天总感觉是拖着疲惫的身躯时，多吃点鸡肉吧。

素食：素食是被素食主义者冠上了环保、人道、健康等高帽的吃

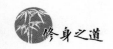

食，着实让几家欢喜几家忧。欢喜的是那些坚定的食素者，因为长期食用以大豆蛋白为主成分的素食，而心情舒畅，精气十足；忧的是部分为赶时髦的伪素食者，因为素食之油水不能达到其自身的需求，常常是因饿得眼冒金星而火冒三丈。

甜品：无论是法式的芝士蛋糕，还是中式的红豆糖水，应该都是可以让大部分（不包括那些将减肥作为终生为之奋斗的事业者）女性笑逐颜开而身心放松。放松地享受，放松地品味，放松地放纵自己的胃口……只有这一刻，职场的竞争、情场的无奈才会被她们抛在一边，吃完再说吧！

咖啡：让人亢奋该是咖啡的一大功效了，其实还有一点就是：让人学会了收敛。喝咖啡的意境与饮酒是完全不同的，它需要一个可能随意却不能大意，可能简单却不能简陋，可能杂乱却不能无章的氛围。在这样一个气氛下，大呼小叫的人可以变得轻声细语，张牙舞爪的人可以变得温文尔雅，烦躁不安的人也可以沉下心来，就那么坐着，品着，享着。

火锅：火锅一直给人红火、热闹的感觉。孤单的时候，打起精神找一帮朋友吃顿火锅，嘴里吃着热腾的涮食，眼中望着真实的食伴，马上有一种温暖、充实的感觉袭上心头。有什么事可以比朋友更重要呢！

辣椒：这种可把人辣得大呼过瘾，也可让人吃得泪流满面的东西，叫作辣椒。辣椒的种类很多，红的、绿的、长的、短的、灯笼形的、指天状的……作用只有一个——刺激！刺激你的味蕾，刺激你的泪腺，刺激你麻木的感情。

生蚝：美国蚝天生甜美，丰腴可口；法国蚝富含矿物，金属味强劲；澳洲蚝先咸后甜，层次丰富。不同国籍的生蚝有着各自不同的风情，让食者也受其影响，风情了不少，万种了许多。所谓"蚝情万丈"形容的就是这种感觉吧。

鹅肝：鹅肝是与生俱来的贵族，配上以稀为贵的松露这位"千金"，真是最登对的一双了。要是在葡萄酒的配合下，鹅肝让每个人都成了贵族——水晶灯下、高脚杯旁培养出来的贵气自食客心中油然而生。

炸酱面：炸酱面是最美味而无价的，也只有这个吃食才让人觉得最无贫富差异，也没等级观念，于是，吃后，心中平和淡泊了很多。

花草茶：中国台湾人真是会享受，就用那几种花瓣，却泡出了一壶的春天。花香被水锁住了，而心情被茶解放了。就在这一泡一品的过程中，心中瞬间可以毫无杂念，就如这水清澈见底，再如这花阳光灿烂。

大闸蟹：大闸蟹营养丰富，含有多种维生素，其中维生素 A 高于其他陆生及水生动物，维生素 B_2 是肉类的 5~6 倍，比鱼类高出 6~10 倍，比蛋类高出 2~3 倍。维生素 B_1 及磷的含量比一般鱼类高出 6~10 倍。蟹肉有清热、化淤、滋阴之功，养筋益气、理胃消食之效。大闸蟹的品牌也有"盗版"，让食客辨别真伪。正因"盗版"盛行，才更突出其可贵。大闸蟹是有文化的，谁也不能否认，但这文化却让这真真假假给掩盖了。食者吃时，心中该是百味杂陈吧！

3. 案例：甘肃会宁小杂粮与健康

甘肃会宁是"中国小杂粮之乡"，杂粮生长在海拔 2000 米以上的干旱山坡地带，光照充足，昼夜温差大，无工业污染，是纯有机绿色食品。

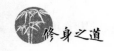

会宁是高考教育名县"状元县",而会宁的饮食结构就是杂粮饭,没有城市人的蔬菜营养,很少有肉制品食用,就是这单一的饮食和贫瘠的黄土地,却走出了身体健康和智力聪明的大批优秀人才,状元是五谷杂粮吃出来的。

会宁种植小杂粮具有高原主体气候的最大优势,当地群众在小杂粮作物的种植上总结出丰富的耕作经验。传统种植方式和科学种植方式相结合,使得会宁小杂粮著称全国。

在会宁盛产的小杂粮就有荞麦、扁豆、豌豆、黄豆、燕麦、莜麦、糜子、良谷等20个新品种,种植面积在50万亩以上,年产小杂粮达8万吨。

（1）荞麦

荞麦是蓼科荞麦属的植物,普通荞麦和同属的苦荞麦、金荞麦都可以作为粮食,但荞麦和其他粮食作物不同,不属于禾本科,是一种双子叶植物。荞麦是从野生荞麦演化出来的,但野生荞麦是一种藤本植物,荞麦是直立茎的。

荞麦种子是三角形,被一个硬壳包括,去壳后磨面食用。荞麦生长期短,可以在贫瘠的酸性土壤中生长,不需要过多的养分和氮素,下种晚,在比较凉爽的气候下开花。可以作为绿肥、饲料或防止水土流失的覆盖植物。

（2）扁豆

扁豆,一年生草本植物,茎蔓生,小叶披针形,花白色或紫色,荚果长椭圆形,扁平,微弯。种子白色或紫黑色。嫩荚是普通蔬菜,种子可入药。

（3）豌豆

豌豆属豆科植物,起源亚洲西部、地中海地区和埃塞俄比亚、小亚细亚西部，因其适应性很强，在全世界的地理分布很广。豌豆在我国已有两千多年的栽培历史。

（4）黄豆

黄豆为豆科大豆属一年生草本植物，原产中国。中国自古栽培，至今已有5000年的种植史。

（5）燕麦

燕麦，又名雀麦、野麦。燕麦一般分为带稃型和裸粒型两大类。世界各国栽培的燕麦以带稃型的为主，常称为皮燕麦。我国栽培的燕麦以裸粒型的为主，常称裸燕麦。

杂粮米营养搭配，用五谷杂粮制成，特点是蛋白含量高，低脂肪，多膳食纤维，特别是人体必需的微量元素含量丰富，是"三高"患者的最佳食品，特别是苦荞中芦丁的特有，更适合糖尿病人食用，同时又是减肥美容佳品。

第三章

修养之道，延年益寿

　　养身首先要养心。人的七情（喜、怒、忧、思、悲、愁、惊）是产生各种疾病的内因，如下图所示。一个人的情绪剧烈波动或者长期处于不愉快的心理状态下，必然会导致身体各个器官的正常功能紊乱，而生理功能的紊乱会引起病变。而道家崇尚自然，主张清静无为，提倡道法自然，无所不容，自然无为，与自然和谐相处，这些都是很好的养生之道。

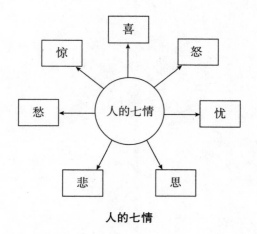

人的七情

　　随着社会不断发展，竞争越发激烈，人类已进入情绪负重的非常时代，精神因素对人体健康的影响将越来越复杂。科学研究及统计发现，现有50%～80%的疾病与精神因素有关。根据美国某医院对就诊病人的统计，因情绪不好而致病者占75%，65%的病人与社会环境有关，可见心理健康对疾病的巨大影响力。

日本医学家曾做过实验，8对小白鼠原来分别关在4个笼子里，有自己的水、食物和配偶。后来"改革"了，它们要到"公共的食堂"里吃饭、喝水，原来的小环境被打破了，争吃争喝不说，"搞对象"也要抢，都想找"漂亮"一点儿的，于是，这组老鼠血压很快就升高了，有的还得了脑出血。可见心态对动物乃至人的影响有多大。

心理因素对身体健康有这么大的影响，是有科学依据的。从大脑的作用来看，人的各种心理现象都是客观事物在大脑中的反映。大脑是人体的高级中枢，对身体的一切机能活动起着支配或调节的作用。医学研究证明，情绪剧烈的波动，会影响大脑功能的正常发挥，使身体内部环境失调，引起许多疾病。

调查发现，在遭遇强烈刺激，感情急剧波动后，在短时间内死亡的170例中，59%死于个人不幸与巨大损失传来之后；34%死于面临危险或威胁的处境；7%死于狂喜之时。苏联外科专家皮罗戈夫观察到：胜利者的伤口比失败者的伤口要愈合得快，愈合得好。以上都说明了情绪因素在疾病的发生、发展及预防方面起着重要作用。

老年人在离退休之后，社会地位和生活环境都发生了巨大的变化，再加上年老体衰，常年疾病缠身，在情绪上容易产生一些波动，引起一些心理变化，在行为上表现烦躁、易怒、爱发牢骚，或精神

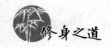

萎靡、情绪低落、悲观失望、寝食不安，或孤独、多疑、忧郁、自卑等。

　　因此，老年人更要注意情志过激给身体健康带来的巨大病痛。情志的不良刺激，从心理学的角度讲，它会引起整个心理活动失去平衡状态，从而引起组织器官在生理功能上出现一系列的变化，它可诱发内分泌功能失调，降低免疫能力，为肿瘤的发生提供了内在的条件。

第一节

道家养生六字诀

"嘻嘘呵呼呬吹"六字诀养生法，是我国自古流传下来的一种养生方法，为吐纳法。它的最大特点是：强化人体内部的组织机能，通过呼吸导引，充分诱发和调动脏腑的潜在能力来抵抗疾病的侵袭，防止随着人的年龄的增长而出现的过早衰老。

这六个字奥妙无穷，不但可治疗五脏的疾病，而且也可治疗身体机能的不调顺，例如，身体感觉到冷时，可以用"吹"来治；身体感觉热时，用"呼"来治；关节痛，用"嘻"来治；烦胀上气，用"呵"来治；有痰病，用"嘘"来治疗；肺劳厌倦，则用"呬"来治。

念"嘻"可以治三焦的疾病；

念"嘘"可以治肝脏的疾病；

念"呵"可以治心脏的疾病；

念"呼"可以治脾脏的疾病；

念"呬"可以治肺脏的疾病；

念"吹（fū）"可以治肾脏的疾病。

1. 六字诀功法的起源

六字诀功法历史久远，流传广泛，从文献考证的依据看，六字诀最早见于南北朝时期梁代陶弘景所著的《养性延命录》。陶弘景是当

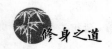

时著名的道家修炼人士，同时也是一位著名的中医学家。陶氏凤好养生，收集和整理了南朝以前历代有关养生的论述，辑成《养性延命录》。

在《养性延命录·服气疗病篇》记载："纳气一者，谓吸也；吐气六者，谓吹、呼、唏、呵、嘘、咽，皆出气也……委曲治病，吹以去热，呼以去风，唏以去烦，呵以下气，嘘以散寒，咽以解极。"书中还指出："心脏病者，体有冷热，吹呼二气出之；肺脏病者，胸背胀满，嘘气出之；脾脏病者，体上游风习习，身痒疼闷，唏（嘻）气出之；肝脏病者，眼疼愁忧不乐，呵气出之。"这些记载即后世六字诀或六字气诀的起源。

2. 六字诀功法的历史演化

自陶弘景之后，历代都有关于六字诀的记述，在六字的发音及与脏腑的配合上，也有不少发展变化。其中较有代表性的如隋代高僧智颙的《修习止观坐禅法要》、唐代孙思邈的《千金要方》、宋代邹朴庵的《太上玉轴六字气诀》、元代邱处机的《摄生消息论》、明代龚廷贤的《寿世保元》、清代尤先洲的《寿世青编》、近代张锡纯的《医学衷中参西录》等。

其中尤以宋代邹朴庵论述最详，他不但对呼吸和读音方法提出具体要求，"念时耳不得闻声"，"念闭低头闭口，以鼻徐徐吸天地之清气"，"吸时耳亦不得闻声"，还加了叩齿、搅海、咽津等预备功。

此外，明代以前的六字诀不配合肢体动作，只是单纯的吐纳功夫。自明代以后，六字诀开始有了肢体动作，将吐纳与导引结合起来。例如明代冷谦的《修龄要旨》、胡文焕的《类修要诀》。

由于六字诀起源于道家和医家，因此其功法带有道家和医家的学术特点。但其运用又不局限于道家和医家，例如隋代倡导六字诀的天台高僧智顗就属于佛家。

从六字诀练功的特点看，它是以调息为主的气功功法。气功是调身、调息、调心合为一体的身心锻炼技能。明代以后的六字诀配有动作，这次新编创的健身六字诀也配有动作，但这些动作是配合吐纳调息的，并不占主导地位。了解六字诀功法中以调息为核心，有助于在练功中抓住重点。

此外，六字诀在古代也有称"六字气诀"的，这就更强调了调息吐纳的重要性。六字诀的六个字——嘘、呵、呼、呬、吹、嘻在练功中要读出来，但读的目的是为了调气息，而不是听声音。

宋代邹朴庵要求"念时耳不得闻声"就是此意。读不同的字要有不同的口型和发音位置，从而引导不同的气息呼出。"六字气诀"的名称就强调了引导气息的重要性，即强调了发音的目的。理解了六字诀中发音与气息的关系，对练好六字诀也有重要意义。

从医家的角度看，六字诀的功理与中医理论和实践结合密切，六个字的发音直接针对脏腑，也与四季保健相关，治病养生的医学色彩浓厚，非常实用。但应注意，由于六字诀功法主要在呼气上下功夫，其作用总结起来偏于疏泻，临床主要用于实证。这在陶弘景《养性延命录》的记述中就有体现。因此，作为日常的健身气功习练，要注意呼气读音不可穷尽，要有所控制，留有余地。

3. 六字诀练法

（1）"嘘"字法

静坐练法：在床上坐好，两腿伸直，怒目扬眉，然后头部左顾右盼，来回慢慢转动。转到左边即发"嘘"字音，然后再怒目扬眉，头

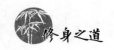

向右转，转到右边时发"嘘"字音。头正时吸气，头转到左、右时呼气发"嘘"字音。

站立练法：头部动作与静坐相同，另加双手拍肩动作。怒目扬眉，头部左顾右盼，头向左转，右手拍到左肩，头自右转，左手拍打右肩。头正吸气，转头呼气时发"嘘"字音。发"嘘"字音可以疏通肝气，治疗肝病，如患有慢性肝炎、高血压病等的病人均可练该法。

自然练法：行住坐卧不拘，也可以不做其他身姿手势，工作学习之余单纯念这六字也有效。"念时耳不得闻声"，"以鼻徐徐吸天地之清气"，"吸时耳亦不得闻声"，这些只是一家之言；当然也可以念出声，准确、自然、放松、随缘为要。其余五字念法同此原则。

六字诀的"嘘、呵、呼、呬、吹、嘻"字音，为"xū、hē、hū、sī、fū、xī"平音。

（2）"呵"字法

面向东方静坐，于子时前和午时后各叩齿36次，用舌搅至唾液满时，漱口数遍，分3次咽下。咽唾液时必须猛咽有声，用意念送至丹田，然后吐气发"呵"字音，发音不要出声，自己能听到即可。发"呵"字音可以稳定心神，治疗心病，如失眠、冠心病、心律不齐等。如果合练"吹"字法以补肾水，心肾既济，阴阳平衡，可以祛病延年。

（3）"呼"字法

右手上举过头，左手叉腰，向左转身，右手从左边自上而下弯腰去触左脚，然后起立。向上举手时为吸，手由上面下时吐气发"呼"字音。用相同动作两手左右交替上举，发"呼"字音可以醒脾。脾有病则消化不良，出现口臭、吐酸水等症状，脾属土，练"呼"字可帮助消化，增进身体健康。

（4）"呬"字法

两腿直立，两脚分开，略宽于肩。双手高举过头，使两肺尽量扩张，以多吸进氧气。然后左脚向前迈一步，脚尖点地，挺胸。双手后扬，同时吸气，接着右脚也向前迈一步，成立正姿势。然后双手随身体向下弯腰，同时呼气，发"呬"字音。发"呬"字音可以清肺，治疗肺病，如外感发热咳嗽、痰涎上涌、慢性支气管炎等，都可练该法。

（5）"吹"字法

两脚尖和脚跟均并拢，双手交叉向上举，手心朝上，头上顶。然后弯腰，双手触地，再立刻松开，然后双腿下蹲，双手抱膝，呼气发"吹"字音。默念"吹"字，不发出声音，只自己听见即可。练"吹"字法时，要注意肾气上收，口唇似闭不闭，涌泉穴内收，足趾如抓物状。发"吹"字音可以固肾，肾属水，冬藏精，在冬天可多练该法，以益寿延年。

（6）"嘻"字法

双手高举过头，握拳。抬头，两眼看拳，双手向上用力打 30～50 拳后，吐气时发"嘻"字音。一般要念"嘻"字 6 遍。

发"嘻"字音可以理气调气，以治三焦烦热。三焦主命门相火，为六腑中最大之腑，是全身通气的道路、如三焦有病，出现寒热往来，口苦胸闷，恶心呕吐等症，都可练该法。

4. 练好六字诀的十二问

（1）如何理解六字诀中的六个字

六字诀中的"嘘、呵、呼、呬、吹、嘻"六个字表示了人体呼吸的口型动作。如"嘘"字诀的口呼动作，即为嘴角紧缩后引，槽牙

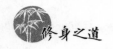

上下平对，中留缝隙，槽牙与舌边亦有空隙。发声吐气时，气从槽牙间、舌两边的空隙中缓缓呼出体外。

再如"呼"字诀的口呼动作，即舌体中部下沉，舌的两侧上卷，口唇撮圆，正对着咽喉，气从喉出后，在口腔中形成一股中间气流，经撮圆的口唇缓缓呼出体外。

六字诀中的六个字也表示了不同口形动作所发出的不同的音，这可以在古书中找到解释。如《声类》曰："出气急曰吹，缓曰嘘。""吹"，即快速有力地吐出气流；"嘘"则为慢慢地呼气。在《庄子》里早有"吹呴呼吸，吐故纳新"的说法。在此，"呼"其义为吐气，与"吸"相对。

可见，六字诀中的六个字，既表示人体对六个字的呼吸动作和六种具体的呼气口型，也表示六种不同的口型动作所发出的六种不同的音。

（2）如何理解六字诀中的"补"与"泻"

六字诀现存最早的文献《养性延命录·服气疗病篇》中记载："纳气有一，吐气有六。纳气一者，谓吸也；吐气六者，谓吹、呼、唏、呵、嘘、呬，皆出气也。……吹以去热，呼以去风，唏以去烦，呵以下气，嘘以散寒，呬以解极。"同时指出："心脏病者，体有冷热，吹呼二气出之；肺脏病者，胸背胀满，嘘气出之；脾脏病者，体上游风习习，身痒疼闷，唏（嘻）气出之；肝脏病者，眼疼愁忧不乐，呵气出之。"该文献中的六字与脏器虽然与六字诀有所不同，但可以看出六字诀的吸气方法只有一种，用口吐气却有吹、呼、唏、呵、嘘、呬六种，而这六种吐气不但可以去热、风、烦、寒等邪气，还可以散出脏器的胀满、痛闷等气结。

这说明按照传统中医辨证施治的原则，六字诀是一个祛邪泻实又扶正的吐纳调气法。那么六字诀所具有的扶正之补与祛邪之泻具体表现在什么地方呢？

六字诀的扶正、补气主要是：发音吐气后的吸气；动作导引中两手外开、外拨后的内收、内拢及捧掌内翻；练功后的收功；练功过程中的身心合一。

六字诀的祛邪、泻实主要是：呼吸吐纳中的吐气发音；动作中的两手外开、外拨导引；吐音中的两目睁圆；吐气发音中的微微用意。

（3）六字诀的吐音口型为什么很重要

六字诀在习练中强调口型的重要性，而要求吐音准确，是因为不同的读音决定不同的口型，不同的口型又会产生不同的内外气息变化，以致影响体内脏腑气血的运行和经络的运行状况。

在《养性延命录·服气疗病篇》中关于六字诀的记载有："凡病之来，不离五脏，事须识根，若不识者，勿为之耳。心脏病者，体有冷热，吹呼二气出之；肺脏病者，胸背胀满，嘘气出之；脾脏病者，体上游风习习，身痒疼闷，唏（嘻）气出之；肝脏病者，眼疼愁忧不乐，呵气出之。"虽然记载中的发声与对应脏器的关系和现在的不同，但反映了不同的吐气发声，可使不同脏器内的邪气退出。如果吐气的口型不正确，所发的音必然有所改变，而已改变了的口型及走了调的发音，对人体的心、肝、脾、肺、肾、三焦脏器是很难有良好调节作用的。

（4）为什么六字诀中"六字"吐音的音调要平

习练六字诀虽然十分强调吐音口型的重要性，但还要引起注意的一个问题便是"六字"吐音的音调。

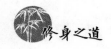

因为吐音通俗地讲有高音、平音、低音之分，高音其气息高昂向上，平音则气息平和舒缓，低音便低沉向下。在六字诀习练中，如吐音的音调偏高，则易使人体内气上升；音调偏低，则易使体内之气下降。健身气功锻炼一般要求人体内的气宜沉不宜升，要上清下沉。如内气上升太过而升之有余，则易导致头昏脑涨、心烦意乱、心神不宁等。若内气下降太过而致下陷，则易出现头晕、眼花等不适反应。所以，六字诀的"嘘、呵、呼、呬、吹、嘻"字音，均为"xū、hē、hū、sī、fū、xī"平音。

（5）六字诀的呼吸为什么要微微用意

要掌握六字诀呼吸吐纳要领，要求初学者在呼吸时一定要注意微微用意，切不可意识过强，若用意过强易导致呼吸过于着力，而引起腹部鼓胀或收缩紧张，呼吸不协调引发身体不适。

此外，六字诀对人体五脏六腑气机的调节，主要是依靠发音时口腔形成不同的口型、状态来作用于脏器的。而呼吸时微微用意不仅可集中习练者的注意力，更主要的是可以强化吐音，强化口型，强化体内气息的调节。

（6）六字诀的起势为什么要两掌托、按、拨、拢

六字诀的起势，其上肢要求两掌向上缓缓托起至胸前；两掌向下缓缓按至脐前；两掌外翻缓缓向前拨出，至两臂成圆；两掌内翻向内，缓缓收拢至虎口交叉轻覆肚脐的动作导引，即两掌在身体前的上托、下按、外拨、内拢的动作。

该动作的意义在于，通过两掌托、按、拨、拢及下肢有节律性屈伸，可起到肢体外在的动作导引而辅助呼吸诱导体内气血的运行，协调人体"内气"的升、降、开、合，具有促进全身气血畅通的作用，

同时也为以下各势的习练做好准备。

（7）六字诀动作导引的意义是什么

据文字记载，六字诀功法在明代以前是没有要求呼吸与动作配合，其功法是单纯的呼吸吐纳法。到了明代以后，才有呼吸与动作相配合的文字资料。如胡文焕的《类修要诀》中的"祛病延年六字法"，注明以口吐鼻吸配合动作："肝若嘘时目睁精（睛），肺知咽气手双擎，心呵顶上连叉手，肾吹抱取膝头平，脾病呼时须撮口，三焦客热卧嘻宁。"六字诀发展到今天，其六字吐纳配合动作导引，也必然有其相应意义。其意义主要表现为以下两点：

第一，可以按照六字诀吐纳法对人体内气升、降、出、入的调整规律和节律，进一步促进人体内气的运行，对呼吸吐纳起到相应的辅助作用，起到事半功倍的效果，而不是简单地将动作导引与吐纳相结合。

第二，六字诀是以强身健体、养生康复为目的的功法，在呼吸吐纳中配合舒缓圆活、行如流水、婉转连绵的动作导引，对健身者可起到养生与练形相结合的作用。

（8）练"嘘"字诀时，为什么要左右转体伸展手臂

对于六字诀的"嘘"字诀，我国传统医学认为，"嘘"字诀与肝相应。口吐"嘘"字具有泄出肝之浊气、调理肝脏功能的作用。

而"嘘"字诀中的动作导引，两脚站立不动，身体向左、或向右交替旋转90度，同时手掌向上，由腰间缓缓向左或向右交替伸展，可起到外在的动作导引和内在的气机运动，使左右两胁之肝的气机得以升发，气血得以调和，对口吐"嘘"字具有辅助性的作用。

此外，身体的左右反复旋转，可使腰部及腹内的组织器官得到揉

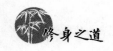

摩锻炼，不仅能提高中老年人的腰膝及消化功能，而且还能使人体的带脉得到疏通与调节。

（9）两目渐渐圆睁与"嘘"字诀有什么关系

六字诀中的"嘘"字诀，主要是调整人体两胁部位的肝。在文献《童蒙止观·治病第九》中记述："心配属呵肾属吹，脾呼肺呬圣皆知，肝藏热来嘘字至，三焦壅处但言嘻。"可见口吐"嘘"字具有祛肝热的作用。

在"嘘"字诀的动作导引中，手掌由腰间缓缓向体侧穿出，同时配合口吐"嘘"字音，动作要求两目渐渐圆睁，并目视手掌伸出方向，具有疏肝明目的功效。因为我国传统医学认为：肝的经脉上联于目系，目的视力有赖于肝气疏泄和肝血的濡养，故有"肝开窍于目""目为肝之外候"之说。所以，六字诀"嘘"字诀的动作导引中两目渐渐圆睁，与口吐"嘘"字音都具有泄出肝之浊气、调理肝脏功能的作用。但两目渐渐圆睁的动作导引在功法中，是辅助口吐"嘘"字音作用的。

（10）练"呵"字诀时，为什么要两手下插外拨、捧掌上翻

六字诀的"呵"字诀，之所以要两手下插外拨、手捧上翻，是因为通过两掌内翻，掌背相靠，指尖向下，然后缓缓"下插"至肚脐前，以及再两掌内旋外翻，掌心向外，缓缓向前"外拨"的动作导引，可起到动作外导而引气内行，使心火下降，以温肾水的作用。动作中微微屈肘收臂，两掌小指一侧相靠，掌心向上所成"捧掌"，以及目视两掌心，在缓缓直膝中屈肘，两掌上捧至胸前，掌心向内的"上翻"导引，可使肾水上升，以肾阴之水制约心阳之火。而心火的下降温肾，与肾水的上升制火，可以达到心肾相交、水火既济，起到

调理心肾功能的作用。

此外，动作中的两掌捧、翻、插、拨，肩、肘、腕、指各个关节柔和连续地屈伸旋转运动，既锻炼了上肢关节的柔韧性、功能的协调性，也有利于防治中老年人的上肢骨关节退化等病症。

(11)"呬"字诀中的"藏头缩项"动作有什么意义

六字诀的"呬"字诀，其"藏头缩项"即两掌至胸部，掌心相对，指尖向上立于肩前，同时两肘下落夹肋，两肩胛骨向脊柱靠拢，展肩扩胸，目视前斜上方的动作过程。

该动作的意义是通过两肘下落夹肋，肩胛骨充分内收而展肩扩胸，头微后仰，形成"藏头缩项"的姿势，使胸廓得以充分扩张，吸入较多的大自然清气布满胸腔，同时姿势中的小腹内收，使丹田之气上升到胸中。如此先天、后天之气在胸中会合，具有锻炼肺的呼吸功能，促进气血在肺内的充分融和与气体交换。有助于"呬"字诀吐音时对肺之浊气泄出，以及调理肺脏功能的作用。并且肩胛骨的充分内收，及"藏头缩项"后的松肩推掌，可以刺激颈项、肩背部周围的穴位，能有效地解除颈、肩、背部的肌肉和关节疲劳，防治颈椎病、肩周炎和背部肌肉劳损等病症。

(12)"嘻"字诀上肢动作的幅度大，有什么特殊意义吗

六字诀中的"嘻"字诀，其下肢的动作幅度比较小，而动作的导引则更多的是上肢运动，并且动作的幅度较大。这是因为"嘻"字诀是通过上肢于体前两掌内旋外翻后，掌背相对，提肘带手至胸、面部前，两掌再分开而外上举，在两掌外上举时目视前上方，胸腹微微舒展的动作导引，对全身的气机起到提升、外开的作用。当两臂屈肘，双手沿着原动作路线又缓缓下按至肚脐前，向下、向外左右分开至两

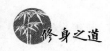

髋外侧，目视前下方，身体中正时，其导引又可以起到肃降全身气血的作用。

上肢的提手、分掌、外开、上举和内合、下按、松垂、外开动作，二者相反相成，不但可以导引人体内气的升、降、开、合运动，达到调和全身气血的功效，更主要的是可辅助口吐"嘻"字对少阳三焦之气的疏通和全身气机的调理。

5. 六字诀内外兼修养生法

六字诀是一种祛病延年的呼吸吐纳法，根据四时、五行与脏腑经络之间的关系协调脏腑，平衡阴阳，祛病延年。此方法用"嘘、呵、呼、呬、吹、嘻"六字，分别与肝、心、脾、肺、肾、三焦等脏腑经络相应，如果某经有病，即用相应之字调之，可防患于未然，调治于方始，简便易行，疗效显著。六字诀通过人体呼吸吐纳方法，呼入自然界之清气，呼出体内之废气以祛浊，为进一步扶养脏腑之元气打下基础。

（1）"嘘"字治肝病法

嘘，读（xū）。嘘气功可以对治目疾、肝大、胸肋胀闷、食欲缺乏、两目干涩、头目眩晕等症。

（2）"呵"字治心病法

呵，读（hē）。呵气功治心悸、心绞痛、失眠、健忘、盗汗、口舌糜烂、舌强语言塞等心经疾患。

（3）"呼"字治脾病法

呼，读（hū）。呼字功治腹胀、腹泻、四肢疲乏、食欲缺乏、肌肉萎缩、皮肤水肿等脾经疾患。

（4）"呬"字治肺病法

呬，读（sī）。呬字功可清肺经郁热，治疗咳嗽等肺系疾病。

（5）"吹"字功补肾气

吹，读（fū）。吹字功治腰膝酸软、盗汗遗精、阳痿、早泄、子宫虚寒等肾经疾患。

（6）"嘻"字功理三焦

嘻，读（xī）。嘻字功治由三焦不畅通而引起的眩晕、耳鸣、喉痛、胸腹胀闷、小便不利等疾患。

六字诀呼吸中的口型由口唇、牙齿、舌头以及两腮的综合活动而形成，鼻吸口呼，用顺腹式呼吸。六字诀呼吸锻炼是在呼气时发出声音，因此要求用鼻吸口呼，而且由于重在用发音调理脏腑，故呼吸的重点在呼气而不是吸气。锻炼时可以不管吸气，只细心端正口型，控制呼出的气流即可。此外，为了更好地发出声音、把握气流，六字诀呼吸要求将呼吸支点放在腹部，采用顺腹式呼吸的控制方法。

6. 怎样练好六字诀

（1）练好预备式——松静站立

预备式的要求中需解释的词语：

头顶如悬：好似在百会穴（在头顶约两耳郭尖连线之中点）处用绳子吊起之意。

含胸拔背：胸部微缩内含，同时背部撑圆。

虚腋：腋窝空出，两臂不要死贴在体侧，多站预备式，虚腋就会自然做出来，切勿故作姿态；

内视：内观。

预备式姿势要抓住两点：一是"头顶如悬"；二是"松腰塌胯"。

"头顶如悬"如做出"收腭""竖项"，"含胸拔背"就能相应做到。"敛臀""藏裆"是"松腰塌胯"的要点，这样"双腿微屈"就

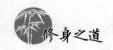

能相应做出来。

预备式主要是松静站立，要多站。实践中要把预备式要点有机地糅合在一起，以舒松自然为度，形成舒展外延之势，达到"形正势圆"的要求，进入"体松气顺"之境界。

（2）"松"和"静"

"松"和"静"是练气功的要求，也是练气功的目的。它们是相辅相成的，但静是起主导作用的方面，是练气功的根本所在。

六字诀的"松"是指精神和肢体均高度放松。精神放松是指大脑神经处于飘然、清爽、舒松的状态；肢体放松应舒适自然，动作要柔和舒展，切勿僵持。

六字诀的"静"是定而后静，动中求静。定而后静是神不外驰，精神内守；动中求静是以意念和肢体的导引达到一念代万念。如在练习预备式时，可采用从头到脚各部位的要点或默念松静二字或意守某一穴位等手段入静；在练习六字诀时意想吐音或动作，进而以意领气达到入静。静必须是"形正势圆""气运平衡"条件下的清空恬静。

（3）关于顺式腹呼吸

六字诀属于吐纳法，随读字吐出脏腑之浊，然后吸进天地之清，所以要掌握好顺式腹呼吸，呼吸要纯任自然、不疾不徐。呼气时，收腹提肛缩肾（三个动作同时进行）；吸气时，小腹放松，嘴唇轻合，舌抵上腭。这就叫顺式腹呼吸。

六字诀要求呼有意、吸无意，这是因为腹腔内之浊气随读字吐出，天空之清气会自然由鼻腔吸进，不必用力下沉而小腹会自然隆起。"提肛"就是随着收腹把肛门逐渐收缩起来。"缩肾"就是胯关节两侧（环跳穴，即臀部两侧凹陷处）向中间收缩，会阴穴处也同时收缩。

"小腹放松"就是随吸气自然松开恢复常态（不要人为地用力向外鼓起猛吸气）。练习方法可用预备式进行，也可用坐、卧姿势再加上吐音练呼吸，使之练熟，纯任自然。

（4）关于动作

六字诀的动作起着导引气血的作用，要柔和、舒展、自然，切忌用力。动作的频率要和自己的呼吸频率相吻合，这样就达到了"气为元帅，手足为兵丁""气尽式成"的要求。

初练时，可能出现顾了呼吸、忘了动作，或想动作，又顾不上呼吸的现象。这是需要一个熟练过程。前面已经提到，如果时间允许，先把顺式腹呼吸做熟练些，在这基础上再加动作，就不会顾此失彼了。

六字诀以吐音、呼吸为主，动作是次要的，要把主要精力放在练好吐音、呼吸上。有些病例证明不做动作，只练吐音、呼吸，也能达到一定效果。当然加上动作更好。

另外，每个字做六次，偶尔忘了多做几次也无妨，不会出现什么问题。

（5）关于经络

经络遍布全身，是气血运行的通道。它的功能是行气血，通表里，调阴阳，感应传导，维持正常的生理活动。在正常情况下，气血在经络运行中是畅通无阻、无处不至的。如果因某种原因经络发生阻隔，气血运行就会郁滞不畅，发生病变。正如《黄帝内经》中说："经脉者，所以决生死，处百病，调虚实，不可不通。"

"脉道以通，血气乃行。"六字诀的作用之一就是舒通经络、调整气血，所以在学习中必须熟习有关经络。人体的五脏六腑各有自己的经脉，这些经脉在人体上是对称存在的，称之为十二正经。十二经脉

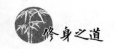

中气血运行是循环贯注的，即从手太阴肺经开始，依次传至足厥阴肝经，再传至手太阴肺经，首尾相贯，循环无端。

与六字诀有关的经脉气血流注次序是：足厥阴肝经流注手太阴肺经，足太阴脾经流注手少阴心经，足少阴肾经流注手厥阴心包经，手少阳三焦经流注足少阳胆经。从以意领气的角度来讲，对于经络穴位不需要那么详细、精确，只要记住意领的起止点及大体走向即可。

现把六字诀相关的经脉循行路线简述如下：

"嘘"字功经络循行：肝经之脉气由足大趾外侧大敦穴起（人体正中线为内，人体两侧为外），沿下肢内侧中线上行，经小腹入肝，络胆，上喉，入眼，到头顶百会穴。

"呵"字功经络循行：由脾经的隐白穴领起（足大趾内侧），循腿内侧前缘上行入腹，与冲脉相会，进脾，络胃，然后从腋下大包穴（腋下第六肋间隙处）转注心经的极泉穴（腋窝内），沿手臂内侧后缘至手小指端少冲穴。

"呼"字功经络循行：与"呵"字功经络循行相同，这根据十二经脉中气血运行循环流注次序可得，脾经之气血就是流注心经的。又根据中医"肝脾之气宜升"之说，念呼字与呵字的气感理应相同，所以"呵"字功与"呼"字功的经络循行是一样的。

"呬"字功经络循行：从足大趾肝经之经脉上行入肺，转注肺经的中府穴（胸前的外上方），沿手臂内侧前缘到大指端少商穴。

"吹"字功经络循行：由肾经的涌泉穴起（足心），经内踝，沿腿内侧后缘上行，穿脊入肾，络膀胱，到腹前，与冲脉并行，上至锁骨下俞府穴转注心包经天地穴（乳头外），沿手臂中线至手中指端中冲穴。

"嘻"字功经络循行：从足第四趾端窍阴穴胆经起逆经而上，沿腿外侧中线上升，经腹，过季肋，沿无名指端关冲穴。然后引三焦经折回下行，又回到胆经四趾端之窍阴穴。

（6）关于"以意领气"

根据"不通则痛，通则不痛"的经络特征可知，在经络某一部位发生阻隔时，都会由于气滞导致血瘀而引起疾患。因此，用意念导引气血，使之在经络渠道中畅旺地运行，达到通瘀、导滞、散毒、解结。六字诀治病的机理，旨在于此。正如张君房在《云笈七笺》中所说："以我之心，使我之气，适我之体，攻我之疾，何往而不愈焉！"练六字诀要意领，功效的大小在很大程度上取决于"意领"掌握的程度。

六字诀的"以意领气"，就是呼气读字时，用意念循经络领气从起点到终点。每次呼气读音时都要如此。吸气时没有意念活动，但"嘻"字功每次吸气时，意领循经原路返回，这是因为经气上下反转而激荡起来，从而贯入各脏器之中，达到三焦理气之机能。十二正经在人体中是对称存在的，用意念领气时，要从两只脚的相应部位同时领起，不可只从一侧领。

六字诀的"以意领气"，需要在熟练地掌握吐音、动作、呼吸，了解有关脏器的经脉走向，在"松静"达到一定程度以后进行。（练六字诀不意领也可以收到一定的功效。）开始练习可不加动作，在呼气读字时，用心意领，专心体察每个字的气血循经路线，然后加动作练习，久而久之水到渠成，自然就能做到意到气到、气到血行的目的。

有的练习者反映，练六字诀时，动作做完了，可"意领"还没完怎么办？产生这种情况的原因可能有二：其一气短；其二对经络走向不熟习。解决办法是：不加动作，甚至不加呼吸，只默想经络走向来

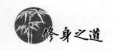

熟习路线。或在吐音时，只想几个有关的点，例如嘘字功，只想大脚趾、肝区、眼三点，待呼吸练得深长，经络走向熟习以后，自然就能配合协调了。

（7）练功要求

根据中医"阴阳五行，克制化之"理论，应四时之节序，一般情况应按嘘、呵、呼、呬、吹、嘻的顺序连续地练，每字各做六次，每字之间加一次调息。某个脏腑患病，待六字练完后，再专门练习相应的字，次数不限，适度为宜。练功应选择空气新鲜、背风向阳、环境安静之处，练功时应当以"求放心，不动心，勿助长"来要求自己。在平时的修养中也要注意约束自己，颐养浩然之气。

（8）关于口型与吐音

六字诀是通过不同的口型，发出一定的声音，吐出不同的气流来影响相应的脏腑气血，使之得以濡养，达到修残补缺、阴阳平秘、气血调和，真气得以培补，从而能祛病健身。口型不正确，发出的声音不对，那就达不到六字诀治病养身的功效，所以口型是六字诀功法的关键。六个字口型的要领是："嘘"字缩舌；"呵"字舌抵下齿；"呼"字舌居中喉出音；"呬"字张口开腭出音；"吹"字撮口出音；"嘻"字齿轻合。

初练时不加动作用顺式腹呼吸练习口型和吐音，即用预备式进行，并要读出声音来。通过发声检验口型是否正确。待口型、吐音正确，腹式呼吸练熟了，呼吸深长由胸腔深入小腹丹田之内，真气调动起来，不期然而然地就不发声了。练习时要注意与呼吸配合好。六字诀是以呼为主，先呼气再吸气，呼时以口出气读字，吸气时闭嘴鼻吸不读字。

脾、肝、心、肺、肾七字歌诀：

脾脏七字歌诀

脾胃表里五行土，八卦坤艮拇指通。

窍口体肉五色黄，华唇神意歌为声。

志思变噎味通甘，嗅香液涎通脾胃。

肝脏七字歌诀

肝胆表里五行木，八卦震巽食指通。

窍目体筋爪甲华，味酸色青志为怒。

变卧液泪声为呼，神魂嗅臊肝胆通。

心脏七字歌诀

心和小肠相表里，八卦为离通中指。

五行为火窍通舌，体脉滑面色为红。

声笑志喜省苦通，嗅焦液汗变为厥。

肺脏七字歌诀

肺和大肠为表里，八卦乾兑通环指。

体皮窍鼻华为毛，色白神魄声为哭。

智悲便咳胃通心，嗅腥液涕五行金。

肾脏七字歌诀

肾和膀胱为表里，五行为水色通黑。

八卦为坎通小指，皮骨窍耳华为发。

五声为申味通咸，嗅腐五便为哆嗦。

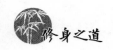

第二节

净化心灵，修养心性

1. 要有一颗平常心

生活中，伤害随时都可能发生，关键是怎样对待伤害，怎样治愈伤害。如果活在念念不忘的旧恶中，只会给自己的心理造成极大的负担，而这样的心态会直接影响身体健康，这样给生活带来更大的烦恼，给身心带来更大的伤害。

要想健康长寿，首先必须拥有一颗平常心。

有一位画家为了报复当年与他竞争的同门师兄，宁愿把自己的画作烧毁，也不愿意卖给喜欢他的画的师兄之子，每天他都阴沉着脸坐在画前，自言自语地说："这就是我的报复。"久而久之，他觉得自己的画作越来越不如以前。这使他苦恼不已，不停地找原因。

有一天，他正在作画，忽然跳了起来，原来他发现画布上出现了一双眼睛，继而出现了嘴巴、鼻子……而一切都与他的师兄惟妙惟肖。

画家为此惊出了一身冷汗，大声咆哮起来，把所有的画作撕了个粉碎，并且高喊："我已经报复到自己头上来了！"

一个人终日生活在旧恶里，身心不得安宁，实在是对自己最大的折磨。这样沉重地活着，总有一天会把自己压垮，这样的人怎么可能健康长寿？而学会不念旧恶，身心才能轻松，生活才能真正地轻松，身体才能健康。

有一个刚到种子公司帮忙的年轻人，春播时带回了一些耐旱高产的小麦品种。据说这种品种的产量能比往年翻一番，常年靠天吃饭的村民们知道了这事，纷纷高兴地来到年轻人的家，要求让他帮忙买点良种。

他们心想：种子公司的良种肯定不会假。可无论人们怎么磨破嘴皮，年轻人就是不答应。

原来，年轻人始终记得那些曾伤害过他的人和事：小学时欺负他的同桌，浇地时与他打架的人，为丢一只鸡，怀疑他并在房顶上大骂三天的邻居。这些来要小麦种的不是跟他的仇人沾亲带故，就是相互关系不错。他若给了他们，那些仇人们不也就得到了吗？

第二年春天，年轻人将自家的田里全都种上了这些小麦良种，等待着一个丰收季节的到来。

谁曾想事与愿违，这一年他家的小麦不但没有丰收，而且比过去普通种子的产量还要低。

年轻人百思不得其解，便去种子站找农业技术员询问。农业技术员实地看了看，然后对年轻人说："这是良种接受了附近普通麦种的花粉所致，假如大家都种上了良种，就不会这样了。"

年轻人这才醒悟，感叹道："因为旧日的怨恨，现在生活都无法遂心如意啊！"第二年，他特意到种子站购买了许多良种，

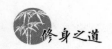

不仅送给与自己的麦地相邻的人，也送给去年要种遭拒绝的人。他看到以前那些见到他投以怨恨目光的人们，现在都热情真诚地打招呼，友好、亲善地对待他。

宰相肚里能撑船，之所以千百年来作为一种美德受到人们的推崇，而今作为一种人际交往的心理因素也越来越受到人们的重视和青睐，实在是因为那种宽宏大量、光明磊落的胸怀，表现出了别人难以达到的高度。它是一种爱的力量，折射出自身人格高尚的光彩，让别人的精神境界也能得到升华。

学会遗忘，拥有一颗平常心，是一种对心灵自由的追求，更是人类健康长寿的有力保障。学会忘记吧，忘记名利的角逐，忘记利益的争夺，忘记失恋的痛楚，忘记屈辱与仇恨，忘记心中所有难言的负荷，让生命好好地享受一次从未有过的轻松与自在吧。忘记，你会得到恬静与从容；忘记，你会显得乐观与豪爽；忘记，你会赢得尊敬与信赖；忘记，你会拥有完美的人生。

2. 笑对生活中的不如意

人生十有八九不如意，烦心事、伤心事、痛心事、苦心事常相伴，这些都是健康长寿的大敌。当我们因为种种不如意而烦恼时，就会对困难、压力、挫折及灾害等造成的负面心理负担放不下，任其肆虐心灵，从而会丧失意志和勇气，也不会有积极乐观的心态去应对。

此时最好的解决办法就是"放下"烦恼。唯有你心里不计较了、不怨恨了，才不会痛苦，也才能走出烦恼的困境，寻找到光明的途径。

听朋友讲过这么一个故事。

前不久，他的邻居搬走了，空出来的房子因为没人管理，在接连两场暴雨的冲刷下院墙地基塌陷，一下子倒在了朋友的院子里，把他心爱的一棵石榴树砸得残枝断叶、面目全非。

朋友非常恼火，就打电话给他的邻居，让他回来解决问题。搬走的邻居满口答应，可过了一个星期也没回来。朋友很生气，天天被这件事折磨得不得安宁。他的老婆看不下去了，就骂了他一句："这么点事都放不下，你还能干什么？"

本来心绪不宁的朋友竟然一下被这句话骂醒了。他不再把心思放在恼恨邻居上，而是自己开始动手把压倒石榴树的残墙断壁清理干净，又对石榴树进行了修剪，留下几枝较整齐的主枝。

这时，邻居回来了，一见面就道歉，说是单位突然有事，所以脱不开身。邻居又拿出钱来要赔偿朋友的损失，被朋友拒绝了。不但拒绝了邻居的赔偿，朋友还热心地帮助邻居一起修复了院墙。结果，邻居临走前，紧紧握住他的手，神态里充满了感激之情。

现实生活中，每个人都希望事事如意。但是，我们有没有给过别人如意？我们希望别人能够理解我们、关怀我们，可是我们有没有理解过别人、关怀过别人？

现实生活中如意的事情总是很少，而更多的却是失意与苦痛。比如看到身边的人高就的高就，升迁的升迁，发达的发达，而自己却还在原地踏步，于是就不免感到失意。有的人甚至会心生嫉恨，巴不得对方出点什么岔子跌入谷底深渊才好。一旦有了这种心态，自己的情绪也会跟着他人他物的变动而变动着，不能自控。

这时候，我们就要有"放下"的心态，要有知足常乐的心态，这

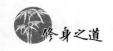

才是健康长寿的心态。唯有如此，我们才能笑对生活中的种种不如意。

倘若我们每个人在面临着种种不如意和利益纠纷的时候，都能够持有"放下"的心态，那么我们的生活一定可以减少一些不必要的麻烦，我们的生活里也一定可以减少一些敌人而增加一些朋友。我们生命的旅程中，也必然会有更多的快乐和从容的时刻。

有人说，"放下"是一种逃避，知足常乐是一种消极。这其实是一种错误的观点。因为唯有"放下"，我们才能继续挺直脊背前进。而知足常乐也非消极，因为一个人的力量是有限的，但一个人的欲望却是无穷的。这对统一的矛盾体常常让人感到人生中遭遇的不如意事太多太多，而可以掌控的事情则太少太少。

这个时候，一旦被欲望控制了自己，便会感到苦闷、不满或烦躁。如果没有意识到自己心中的这些情绪，未能及时地调整好心态，任由这些消极情绪恣意挥发或加强，最终会伤人伤己。而懂得知足常乐的人，他们总是能看清社会的纷扰，看淡名利、地位和金钱，所以他们总是能收获轻松、收获快乐、收获坚强，从而为自己创造一个更为灿烂美好的明天。

人生中的如意和不如意，是一对相互转化的矛盾。面对种种不如意，如果我们不懊丧、不抱怨，以乐观豁达、积极的态度对待它，那么我们就会迎来一个个的称心如意。

3. 把嫉妒引向积极的方向

嫉妒也是健康长寿的大敌，克服嫉妒情绪的最好方法是将它升华。也就是将嫉妒升华为自己赶超他人的动力，升华为努力向上奋斗的动力。这是嫉妒心最大的好处，它能让人不断进步。

恰到好处的嫉妒心可以升华或转化为一种理想或抱负。所以，不要让嫉妒之火消耗掉人所拥有的"能量"，而是学会借嫉妒之力来增强自己的力量。

　　"天堂"与"地狱"只有一步之遥，"竞争"与"嫉妒"也只有一线之隔，其区别就在于是否将对方的失败看作个人成功的条件。以赛跑为例，"竞争"表现为自我激励，尝试着超赶对方，而"嫉妒"则表现为希望对手绊倒以消除竞争。

　　一个人如果只知道嫉妒别人，而不愿去找出自己的不足，就会停滞不前。一分耕耘，一分收获，如果别人收获的比自己多，那肯定是别人洒下的汗水比自己多。既然如此，我们就没有理由去嫉妒别人收获的比自己多。

　　知耻近乎勇，认清自己的不足，努力进行弥补，这才是正确的、积极的态度。有嫉妒别人的时间，还不如多向别人学习，看看自己到底是哪里做得还不够，哪里还做得不够好。

　　想办法改变自己的现状，嫉妒才会变成动力。一个明智的、自信的、有着坚强意志的人不会被嫉妒冲昏了头脑，他们只会选择赶超。

　　如果不能把嫉妒转化成赶超的动力，就是在拿别人的成绩来惩罚自己。古代的庞涓嫉妒孙膑，最后身败名裂；周瑜嫉妒诸葛亮，最后被三气而亡，临死前还恨世地感叹："既生瑜，何生亮！"这些都是因为过度地嫉妒，不能合理地调节、控制自己，结果在做出伤害别人的行为时，也给自己造成了巨大的心理负担。

　　德国有一句谚语："好嫉妒的人会因为邻居的身体发福而越发憔悴。"为什么会这样？因为好嫉妒的人总是拿别人的优点来折磨自己。别人年轻他嫉妒，别人长相好他嫉妒，别人身材高他嫉妒，别人风度

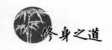

潇洒他嫉妒，别人有才学他嫉妒，别人富有他嫉妒，别人的妻子漂亮他嫉妒，别人学历高他嫉妒……

嫉妒是没有任何意义的，而且，有些事情嫉妒也并不能改变现状。如一个人的出身、相貌等，不是想改变就能改变的，因此我们没有理由去嫉妒别人。

想克服嫉妒心，最好的方法还是升华，即把嫉妒升华为自己赶超的动力。相对于病态的嫉妒，积极的嫉妒心理可升华为良性竞争行为，使嫉妒者奋发进取，努力缩小与被嫉妒者之间的"状态差"。借嫉妒心理的强烈超越意识，发奋努力，积蓄自己大量的精力、时间、智慧去追求和实现自己更高的目标。如果能够把嫉妒转变成动力，激励自己去努力、去赶超，那才是一种坏情绪的很好的转化，才是一种平和的心态。

对别人产生嫉妒情绪并不可怕，关键是我们能不能正视它。如果能把嫉妒转化为奋斗的动力，时时鞭策自己，化消极为积极，那么这种情绪反而能使我们赶上甚至超过别人。

4. 不要陷入别人的情绪里

情绪有着难以估量的传染力。不管是积极还是消极的情绪都具有传染的因子。如果是好的情绪自然好，但我们能受好情绪的感染，也会受到别人负面情绪的影响。不良的情绪就像瘟疫，一旦被传染，你就会跟随对方进入某种状态，丧失自己的独立性，成为一个没有主见的人。

要想避免被别人的情绪传染，我们能做的一方面是增强自身的情绪免疫力，避免别人把坏情绪传染给自己，另一方面则要积极地靠近那些乐观、快乐的人或事。

美国心理学家加利·斯梅尔经过长期研究发现：一个以前一直开朗、外向的人，如果和一个整天愁眉苦脸、抑郁难解的人在一起，不久也会变得情绪沮丧。同时，一个人越有同情心、越敏感，就越容易感染上坏情绪。而且，这种传染过程是在不知不觉中完成的。

这样的现象在现实生活中并不少见。举例来说，一个新进入公司的年轻人，本来踌躇满志，充满干劲。但如果办公室里面有一个总是抱怨公司的同事，那么这位新人就会在不知不觉中受到影响，也开始对公司失去了信心。

事实上，许多人之所以总是处于不良情绪之中，就是因为他们在不知不觉中受到了外界环境的影响。举例来说，网络上有很多反映社会阴暗面的文章，这类文章看多了，人的情绪就会受到极大的影响。比如，如果你经常看用避孕药养殖大闸蟹、用甲醛浸泡黄鱼、人造假鸡蛋、转基因玉米这类文章，你的情绪就会非常低落，甚至对社会产生仇视。

无论是在工作中，还是生活中，我们的心情总是容易被别人的情绪所感染。心理学家的研究已经证明，只要20分钟，一个人就可以受到他人低落情绪的感染。在社会交往中，人和人之间的情绪具有非常大的感染性，如果你喜欢和同情某个人，你的情绪就很容易受到那个人的影响。

那么，如何提高自己对别人坏情绪的"免疫力"呢？

首先，如果可以，请尽量远离消极的人。

如果一个人见了你，不是抱怨老板刻薄，就是埋怨天气不好，或者哀叹自己最近的运气多么差。在他的引导下，当然，他也许是无意的，但是你还是想到了自己老板的种种缺点，觉得阳光也不那么明媚

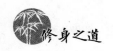

了，也想到了最近遇到的几件倒霉事……请你尽量远离这样的朋友，就算你对坏情绪的"免疫力"再强，也不能保证长期与其在一起不受一点影响。

其次，凡事要有主见，专注于自己的心情。

没有主见的人，最容易受别人情绪的感染，当与你在一起的人比较消极的时候，你可以安慰他，尽量向他传递你的正面情绪，而不是被他拉入消极情绪的旋涡。必要的时候，比如他是那种谁见了都想躲着的人，那么你就把他当作"病人"，不理他就是了。

最后，寻找传递给你消极情绪的人的优点。

当你不得不与一个消极的人在一起，比如他是和你在一个办公室工作的同事，每天至少有 8 个小时在一起，逃避不是办法，若是表现你厌恶的情绪，则会加重你的坏心情。不如换个角度去看问题，看看他身上的优点，想他除了爱发牢骚外，其实也有可爱的地方，如此转移你对他的注意力，然后你就会发现自己的心情也会好一点。

作为社会上的人，不可能单独存活于世上，在生活上必然有他人的话语、言行会给我们一定的影响，我们可以接受乐观的，抛弃悲观的，不要把自己的情绪建立在别人的情绪上。要学会调节自己，学会以平静的心态来对待一些事情和事物。

5. 停止抱怨，懂得感恩

不要抱怨不公平，当世界里处处都充满不公平的时候，其实也就公平了。抱怨不会改变任何现状，却会让我们的情绪变得更糟。然而，当我们的嘴巴停止抱怨这种表达消极的思想时，我们的心里就会产生快乐的念头。因为心灵就像一座意念工厂，随时都在运作，若是消极的想法缺乏市场，工厂就会改组重建，转而生产快乐的思想。从而让我们的行为也变得积极主动。

　　拿破仑是穷困的科西嘉贵族。所以，尽管贫穷，却照样在贵族学校上学。在校期间，他经常受到那些家庭富有的贵族子弟们的嘲笑。他们嘲笑拿破仑的贫穷，总是在他面前显摆。

　　面对别人的嘲讽，拿破仑并没有因此而变得自卑，反而坚定了一定要出人头地的决心。于是，到了部队后，当别人把时间都放在无聊的事情上时，他却在埋头读书。当时，他可以不花钱在图书馆里借书读，这让他有了很大的收获。学习的时候，他把自己当成将军，然后将科西嘉岛的地图画出来，用数学的方法精确地在地图上计算出哪些地方应当布置防范。这样，他的数学成绩得到了飞速的提高，同时他也意识到了自己的长处。

　　他的长处很快被长官发现了。长官派他在操场上执行一些任务，这些任务需要极复杂的计算能力，而这正是他的优势。毫无疑问，他非常完美地完成了任务。由于出色的表现，属于他的机会也接踵而至。很快，他就有了权势。而那些从前嘲笑过他的人都投靠了他，成为他衷心得力的下属。

世界上根本没有绝对的公平。我们的一生，总会遇到各种各样的不公，即使今天没有遇到，将来也会遇到。

有的人在遇到不公平的时候，只知道抱怨，却从来没有想过自己是否为改变这种处境努力奋斗过。试想一下，如果拿破仑面对幼年的不公时也只知道抱怨，还会有后来的人生辉煌吗？

要想得到理想中的公平，唯一的办法就是：用自己的进取去创造公平。

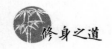

　　不断进取，是不满足现状、积极向上的行为表现。进取心，是一种向上的力量，它是每一种生物体所具有的本能，存在于每个人的体内，推动每一个人不断完善自我、勇敢追求。世界顶尖潜能大师安东尼·罗宾说过："并非大多数人命里注定不能成为爱因斯坦式的人物，任何一个平凡的人，只要发挥出足够的潜能，都可以成就一番惊天动地的伟业。"爱因斯坦成功的秘诀，并不在于他的大脑内部比起其他人有多么与众不同，用他自己的一句话总结就是："在于超越平常人的进取精神以及为科学事业忘我牺牲的精神。"

　　大多数成功者，往往是那些无论身处怎样艰苦、不公平的环境中，都拥有强烈进取心的人。他们凭借奋进拼搏的精神，最大限度地开发了自己的潜能，将工作做得比其他人更加出色。

　　曾有人想了解比尔·盖茨是如何获得成功的。比尔·盖茨的回答是："工作勤奋，我对自己要求很苛刻。"实际上，他每天都废寝忘食地工作。他每天上午大约 9 点钟来到办公室，之后就一直待到深夜，除了吃饭时休息一小会儿，始终处于工作状态。

　　所以，不公平是客观存在的，而努力才是最重要的。因为不公平而抱怨的人，只会让自己的情绪越来越负面。而那些能够在不公平中迎难而上的人，则会创造一个美好的未来。

　　我们不要停留在某个时间段无休止的抱怨，而应朝着自己的人生目标努力前进，当有了这种动力，一切的不公平只是你生活中的一些小插曲，换种角度，极有可能成为你回味的一道道风景线。

　　感恩是一种对恩惠心存感激的表示，是每一位不忘他人恩情的人萦绕心间的情感，是一种生活态度。要知道，我们生活在这个五彩缤纷的世界上，许多事物都对我们有着一定的恩情。

艾卡特曾说："如果在你的生命中唯一的祷词就是'谢谢'，那就足够了。"感恩就意味着感激，意味着历数你所有的幸福，意味着留意你简单的快乐，也意味着答谢你接受的一切。它使人们更加健康，它还能减少人们的压力，对提高人们的生活质量有很大帮助。

得克萨斯州的两位心理学家做了关于感恩对于健康的作用的实验，并由此写了一篇论文。在实验中，科学家把数百人分成三个不同的组并要求所有参加实验的人每天写日记。

第一组人的日记记录的是每天发生的事情，并没有特别要求是写好事还是坏事；第二组人被要求记录下不愉快的经历；第三组人被要求在日记中列出一天中所有让他们觉得值得感恩的事情。

研究结果表明，每天的感恩练习使人们更加警觉、更加热情、更加果断、更加乐观和更加精神。另外，第三组的人们很少能感到沮丧和压力，他们更愿意帮助他人，并且在对人生目标的追求上取得了更大进步。

艾莫斯博士从事感恩方面的研究近十年，被普遍认为是该领域的权威。他写了一本书，叫《多谢！感恩新科学如何使你更快乐》。这本书中的信息源自于一个研究，这个研究有数千人参加，其中包括世界各地的研究人员。

研究成果之一是证明感恩可以提升人们25%的幸福感。如果整天发生的都是不好的事情，人的幸福感就会直线下降，但是之后它还会回到人们预先设定的点上。如果有积极的事情发生，人的幸福感则会上升，然后会再次回到你的"幸福预设点"上。感恩训练可以提高"幸福预设点"，这样，无论外界环境怎样，人们都可以保持一个较高的幸福感知度。

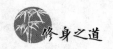

另外，艾莫斯博士的研究还发现，经常心怀感恩的人，比起不懂得感恩的人具有更高的创造能力、更快的恢复能力、更强壮的免疫系统和更广泛的社会关系。博士进一步指出："说我们心怀感恩，并不一定是说我们生活中的每件事都很好。它只是表明我们意识到我们的幸福。"

在一个闹饥荒的城市，一个家境殷实且心地善良的面包师把城里最穷的几十个孩子聚集到一起，然后拿出一个盛有面包的篮子，对他们说："这个篮子里的面包你们一人一个。在上帝带来好光景以前，你们每天都可以来拿一个面包。"

瞬间，这些饥饿的孩子们一窝蜂地拥了上来，他们围着篮子推来挤去大声叫嚷着，谁都想拿到最大的面包。当他们每人都拿到面包后，竟没有一个人向这位好心的面包师说声"谢谢"，除了一个叫依娃的小女孩。

她既没有同大家一起吵闹，也没有与其他人争抢。她只是谦让地站在一边，等别的孩子都拿到以后，才把剩在篮子里的最小的一个面包拿起来。她并没有急于离去，而是向面包师表示了感谢，并亲吻了面包师的手之后才向家走去。

第二天，面包师又把盛面包的篮子放到孩子们面前。其他孩子依旧如昨日一样疯抢着，羞怯、可怜的依娃只得到一个比昨天还小一半的面包。当她回家以后，妈妈切开面包，许多崭新、发亮的银币掉了出来。

妈妈惊奇地叫道："快把钱送回去，一定是面包师揉面的时候不小心揉进去的。"当依娃把妈妈的话告诉面包师的时候，面包师慈爱地说："不，我的孩子，这没有错。是我把银币放进小面包里的，我要奖励你。愿你永远保持一颗感恩的心。回家去吧，告诉妈妈这些钱是你的了。"她激动地跑回了家，告诉妈妈这个令人兴奋的消息，这是她的感恩之心得到的回报。

感恩是一种处世哲学，是生活中的大智慧。人生在世，不可能一帆风顺，种种失败、无奈都需要我们勇敢地面对、豁达地处理。这时，是一味地埋怨生活，从此变得消沉、萎靡不振，还是对生活满怀感恩，跌倒了再爬起来？

英国作家萨克雷说："生活就是一面镜子，你笑，它也笑；你哭，它也哭。"学会感恩，我们会拥有比别人更多的快乐。不但生活幸福感会上升，即使面对挫折失败，也能从中汲取前进的力量。感恩生活，将会得到生活赐予的灿烂的阳光；不感恩生活，只是一味地怨天尤人，最终可能一无所有。所以，我们要学会感恩，乐观地对待生活。

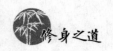

修身之道

第三节

悦心行动，心情好才是真的好

心情好了看什么都顺眼，做什么事都顺心。如果每天都能保持一份好心情，那么，我们每天都是快乐和充实的，我们的心态就是健康的，人也会显得精神百倍。调节心情是每个人管理和改变自己情绪的过程。在这个过程中，要通过一定的方法，使坏心情变成好心情。

1. 找到一种健康发怒的方式

偶尔愤怒并不是件坏事。但当它失控的时候，就变得很有破坏性。

有的人天生就容易发怒，而有的人却相对温和。无论哪种人，都可以学会控制愤怒。

对愤怒置之不理是一种很危险的行为，有时候你暂时的压抑只是把怒火存进银行而已，随着时间的推移，你最终还是会把它取出来，并且还要支付利息。

正确的做法是找到一种健康发怒的方式，当愤怒来临时将它释放出去。

有一个小男孩，常常无缘无故地发脾气。为了改变他这种性格，父亲给了他一大包钉子，让他每发一次脾气就用铁锤在后院的栅栏上钉一颗钉子。

小男孩第一天在栅栏上钉了12颗钉子。他发现，控制自己的

124

脾气要比往栅栏上钉钉子容易得多，于是他渐渐学会了控制自己的愤怒，每天在栅栏上钉的钉子也在慢慢减少。终于有一天，小男孩没有在栅栏上钉下一颗钉子。

他的父亲又建议道："如果你能坚持一整天不发脾气，就从栅栏上拔下一颗钉子。"过了一段时间，小男孩终于把栅栏上所有的钉子都拔掉了。

父亲拉着他的手来到栅栏边说："孩子，你做得很好。但是你看，那些钉子在栅栏上留下了小孔，只要栅栏还在，这些小孔就不会消失。同样，当你向别人发脾气时，你的言语就像这些钉子痕迹一样，也会在人们的心灵中留下印记。你这样做就好比用刀子刺向某人的身体，然后再拔出来。无论你说多少次对不起，那条伤口都会永远存在。"

小男孩从此再也不乱发脾气了。

看完这个故事的人，大多会以为猛敲钉子是释放愤怒情绪的一种健康方式。其实恰恰相反，多年来的相关研究显示，发泄愤怒实际上会增加攻击性。而那些受到别人冒犯后猛敲钉子发泄怒火的人，会变得比没有敲钉子的人更加刻薄。

所以，这个故事的意义在于，它是在告诉我们当你向别人发脾气时，可能会给别人带来的伤害，以及由此对自己人际关系的影响。

其实，愤怒是一种正常的情绪。耶鲁大学的西格尔·C. 巴塞德教授所做的一项研究表明，有1/4的人每天都会产生愤怒情绪，这些愤怒多数来自工作和生活之中。在这1/4的人里，有的人很容易被激怒，一触即发；有的人则并不说出内心的愤怒，而是将其放在心底的角落；

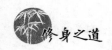
有的人则在这里受了气，跑到别处发；还有的人，喜欢转嫁责任乱发脾气，永远不去正视自己。

显然，愤怒并不可怕，可怕的是不懂得如何健康地发泄愤怒。

健康发怒是一种最佳方式，既不会让自己受到伤害，也不会伤害别人。虽然说果断快速并富有侵略性地表达愤怒是最健康的释放方式，但这是在不伤及他人的前提下。愤怒都是有目的的，你要确定你的目的究竟是什么，并清楚地表示出来，同时要尊重他人，这样我们就找到了发泄愤怒最正确的方式。

还有另外一条路可走，那就是转移你的愤怒，当你的怒气来到的时候，停止想它，想一些积极的、正面的事情，转移自己的注意力。你会发现，只要一点儿时间，可能只有几分钟，你的怒气就烟消云散了。

愤怒是不能消除或避免的，但是错误的发怒方式会给自己和他人都带来伤害。所以我们要学会健康地发怒的技巧，虽然说起来容易做起来难，但它是一个人高情商的表现，是我们每个人都应该学习的方法。

2. 向朋友倾诉，让心灵轻松

心情不好时，请不要把自己封闭起来，找身边的朋友倾诉，这是一种寻求帮助的方式，也是帮你走出情绪困境的方法。

朋友是用来做什么的？有人说，朋友是用来调侃的；有人说，朋友是用来麻烦的；也有人说，朋友是用来取笑的。而我觉得这些描述都不够确切，准确地说，朋友是用来"倒垃圾"的，我就有这么一个倾倒对象——钟兰。

　　钟兰比我大几岁，为人处世比我成熟、稳重，用她的话说，她吃过的盐都比我吃过的饭多，她走过的桥都比我走过的路多。虽然我对她的这种说法嗤之以鼻，颇为不满。不过，遇到事的时候，她还真像个救世主似的，是我第一时间倾诉的对象。

　　在众多朋友中，我之所以选择钟兰作为倾听者，是因为她是个热心肠，阅历又丰富，总能给我提出很多宝贵的建议和意见，而且她很有耐心，对我很忠诚，绝不会把我的小秘密告诉别人。人生中有这样一个朋友，真是三生有幸，这是我的福分。

如今，在竞争激烈的工作和生活中，烦恼的事还是挺多的，能有一个人愿意做你的倾听者，对调整情绪、释放压力是非常有帮助的。

目前，大多数人调节情绪的方式多是采取抑制、转移等方法。但心理学家认为无限制地抑制自己的情绪，远不如把心里的积怨向朋友诉说来得痛快，这对心态的改观是有所帮助的。事实的确如此，人们都愿意把自己心中的苦闷、悲伤以及愤懑告诉好朋友，而朋友恰恰是解决这些令人头痛问题的能手，不仅会帮助你摆脱不良情绪的困扰，还能帮你卸下精神包袱。

日本的心理学家就曾对5000多名24岁以上女性做过一个调查，其中有半数以上的人，乐于将内心的烦恼对好朋友倾诉，所以，他们的身体也较为健康。而另外有1/3的女性借助烟、酒、安眠药等来排解心中的苦闷，因此，他们不同程度地患上了月经失调、神经衰弱等方面的疾病。

当你把幸福和朋友一起分享时，很多人都会觉得幸福；当你把痛苦向朋友倾诉时，痛苦就会减轻。因此，当你的坏情绪涌上心头时，

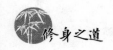

不妨先做做深呼吸，伸伸懒腰，之后给朋友打一个电话随便聊聊，你的坏心情也会在不知不觉中被化解。

有一种观点认为，女性的平均寿命之所以高于男性，与女人爱唠叨是分不开的。女性喜欢用倾诉释放情绪，她们常常絮叨自己的喜怒哀乐、爱恨情仇、家长里短。从这一点来看，女人较之男人确实更善于把不良的情绪，通过话语宣泄出去，这是清除体内毒素的良好方法之一。而相比之下，大多数男人有了烦恼只会闷在心里，不善于倾诉，压抑自己，或者是借酒浇愁愁更愁，更加伤害自己的身体。

其实，男性有了苦闷，也要学会向人倾诉，这是调节身心健康的一种良好方法。如果心理压力太大又不与人交流，长期郁积在心，很容易产生心理上的抑郁症，并导致身体上的食欲缺乏、睡眠不好等诸多毛病。

为什么当人们向他人倾诉时，内心会感到非常愉悦？答案当然不是因为你把自己的痛苦分摊给了别人，而是因为你在倾诉的时候，会放下许多平常不能放下的东西，这样不但能够释放自己封闭的内心，而且更容易找到自己的问题及困惑的原因，同时还可以得到朋友良好的建议。

当然，对于男人来说，倾诉还是需要一点勇气的。我们知道女人最善于倾诉，也最容易接受倾诉。但身为男人，具有征服性的雄性特征，遇到天大的难事，碍于面子和强者无敌的心态，并不愿意向别人袒露心声。所以，有人说男人用思考解决问题，女人用倾诉释放情绪，是有一定道理的。

找人倾诉的时候还应该选择好对象。不是任何人都可以作为你的倾诉对象的，也不是任何场合都适合倾诉的。在适当的场合向适当的人倾诉，才会达到倾诉的效果和目的。如果倾听者也有同样的困扰，不但提供不了积极的解决方法，而且还会使双方的负面情绪互相影响，事情就会向着消极的方向发展。所以，如果想找人倾诉，最好选择积极乐观的家人、朋友，这样对方才会认真倾听并给你提供好的建议，使自己尽快地从苦闷中走出来。

值得提醒的是，更擅长、更喜欢倾诉的女性很容易陷入"倾诉饥渴症"中。虽然适当的倾诉有助于保持心态健康，但是一些女性经常会在越说越想说的恶性循环中，被一种莫名其妙的饥饿淹没，像喝了使人爱说话的酒。于是，对倾诉的依赖，让她们失去了基本的自我情绪调节能力。

正常倾诉与倾诉饥渴的最大区别在于，正常倾诉的女性在倾诉后会有相当放松的感觉，并能够立刻将精力集中于其他事情。而倾诉饥渴的女性只能在倾诉当中获得快感。因此必须不断倾诉，哪怕对同一件事重复一百遍依然意犹未尽。

事实上，心理学研究也发现，过度的倾诉并不利于消除忧伤的情绪。美国心理学博士马克·西里及其同事，随机抽取了2000名经历"9·11"灾难的美国人，其中一部分亲历者选择对自己的感受和想法避而不谈，另一部分则经常向别人诉说自己的经历。两年后的跟踪调查发现，经常倾诉的人心理创伤的恢复程度，反而没有沉默的人好。

倾诉可以是口若悬河，也可以是寥寥数语；既可信手拈来，也可深思熟虑。只要紧张的心情得到释放，我们的倾诉就是有效果的。

3. 降压妙法，释放而不是发泄情绪

从身体健康的角度考虑，人们有了不良的情绪，总是需要释放的。只不过，释放也要讲求方法。随意地"发泄感情"，不分青红皂白地

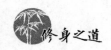

把自己的情绪发泄到别人身上，只会害人害己。只有适可而止的情绪释放，才既有利于自己的身体健康，又有助于调节自己的心情。

　　有位农场主雇用一个水管工来安装水管。水管工的运气很糟，第一天，先是车子的轮胎爆裂，耽误了一个小时。然后电钻又坏了，最后开来的那辆老爷车竟然趴了窝。收工后，不得不请农场主开车送他回家。

　　到家后，水管工邀请农场主进去坐坐。在门口，满脸晦气的水管工沉默了一会，又伸出双手在门旁的一棵小树上抚摸片刻。然后才打开门，先和两个孩子紧紧拥抱，再给迎上来的妻子一个热情的吻，最后才喜气洋洋地招待新朋友。

　　农场主离开时，水管工出门送他。按捺不住好奇心，农场主问水管工："刚才你在门口的动作有什么用意吗？"

　　水管工爽快地回答："有。这是我的烦恼树。我在外面工作磕磕碰碰总是有的，但家里有老婆孩子，所以不能把烦恼带进门。我就把烦恼挂在树上，让老天爷管着，明天出门再拿走。不过奇怪的是，第二天烦恼大多都不见了。"

不良情绪如果已经产生，就应该通过适当的途径排遣和发泄。"喜怒不形于色"的强行压抑，不但无法化解情绪，反而会给我们的健康带来极大的害处。

　　现实生活中，人们每天都要面对各种各样的压力。这些压力可能是家庭里的、工作上的，也可能是感情上的、人际关系上的。无论压力的来源是什么，这些压力如果一直得不到正确的释放，就会给人带来沉重的心理负担。而如果心理负担还是得不到排解，最后一旦爆发，就可能给自己和他人带来伤害。

人都具有一定程度的攻击性。有些人在感受到挫折后，会用力地将门打开或关上，或者随手将东西扔出，对人发脾气，等等，这都是攻击性的表现。那些不懂得合理释放情绪的人，会把这种攻击性表现得极为明显。比如有的人稍有不愉快就会不分场合、不分对象地乱发脾气。尽管这种人事后可能会自称"脾气直，有口无心"，其对别人的伤害却已经是无法挽回的了。时间一长，就没有人愿意再与这种人共事或者交朋友了。

所以，人在生活中要学会对自己的情绪进行合理的释放。就像上面故事中提到的那个水管工，能够借助"烦恼树"将自己不良的情绪释放，就是一种很好的方式。

其实，合理的情绪释放，不仅可以减轻我们的心理负担，保证身心健康，同时也是我们掌控情绪的表现。要知道，人对于消极情绪的承受能力是有一定限度的，就像一个人不能总背着沉重的石头走路一样，这样不仅会减缓前进的步伐，甚至有一天这块石头会把你死死地压住，让你喘不过气。所以，那些能够掌控情绪、掌控工作和生活的人，都是懂得轻装上阵、适当发泄自己内心情绪的人。

关于情绪释放的方式有很多，不同的人可能需要不同的方式。就如同有的人只需要坐在那里发呆，就能让自己平静下来，而有的人则需要看一场电影、做一次户外运动，才能让自己平静下来。所以，找到一种适合自己的情绪释放方法，就显得尤为重要。

4. 旅行是对身体的绝佳慰藉

旅游能使人脱离造成心情不悦的处境，获得心理学上的"移情"效果。

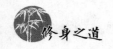

小王喜欢旅行，哪怕是随意坐上一辆公交车，欣赏沿途的风景，每每心情不好的时候，小王都会背上一个简单的行囊，出去转一圈，这是小王大学时候养成的习惯。等小王去外面回来的时候，一切都变了样子，烦恼、忧虑、气愤都会统统离他远去，那种带着心情去旅行的感觉，简直妙不可言。

然而，自从参加工作后，特别是最近几年，工作开始变得愈加忙碌。旅行对小王来说，早已经是奢侈品，从周一到周五，他除了奋战在公交车上，就是工作在电脑旁。特别是最近一段时间，他已经连续一个月没有休息过了，身心俱疲，心情时好时坏，繁忙的工作有时会令他抓狂，甚至是掩面哭泣。

小王告诉自己这样下去是不行的，他想到了旅行。可是，念头只在脑子里一闪而过，始终没能下定决心，因为工作太多、工作太忙总是充分的理由。一天，小王无意中打开了一个网站，阅读到一段很有趣的文字。

"美国心理学家认为，每年一次的外出度假，可以降低已有心肌梗死危险的中年人1/3的死亡率。因为度假可以暂时避开压力，度假会给人带来了有助于复原的滋补剂。这是研究人员研究了12338名35～57岁的男人得出的结论，结论证实，比起那些从来不旅游度假的人来，每年外出度假的人在未来9年中死去的可能性要小21%。"

没想到外出旅行对身体健康有如此大的作用，难怪中国文人骚客常借游历山水来排解愁绪。"采菊东篱下，悠然见南山。"此中情味何其隽永！但现代人整日忙于工作，很难抽出时间，欣赏美丽的风景，有的只是望梅止渴、画饼充饥。

132

周一一大早，小王刚迈进办公室的门槛，就看见同事韩晶直愣愣地盯着电脑屏保，一张张美丽的风景图片在眼前闪过，真美！韩晶见他凑过来了，无可奈何地摇着头说："望梅止渴，画饼充饥啊！""过过眼瘾也不错嘛！"小王随声应了一句，眼睛一直盯着电脑屏保。

"别看了，越看越心烦。"孙伟把手里的报纸放在小王的眼前，挡住了小王的视线，小王正要发火，却被报纸上的内容吸引住了，便拿过来仔细阅读起来。报纸上刊登的是美国《环境心理学杂志》发表的一项科学研究，研究人员指出，无论多么诗情画意的风景，制成照片或艺术品后，都不能帮助人们释放压力、舒缓心情。

美国华盛顿大学心理系的研究人员把90名大学生分成3组，置于3种不同的环境。第一组可以眺望窗外的大型喷泉与树木，欣赏自然美景；第二组可以从等离子电视上看到同样的景物；第三组面对的则是一堵白墙。研究人员先让他们进行一系列脑力活动，借此营造一种压力环境，使其心跳加速，然后再观察他们的心率回落情况。

研究人员发现，看自然风景组的学生，心率恢复到正常水平所需时间最短；而且，眺望风景的时间越长，心率恢复得越快。而看等离子电视与面对空墙的两组学生，在心率恢复时间上相差无几。

该研究领导者、华盛顿大学心理学副教授彼得·卡恩解释说："这项研究说明，不管数码技术如何先进，影像永远代替不了真实的自然给予人的惬意和舒适。"

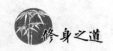

　　看过报纸后，小王的心情不但没有受到影响，反而愉快起来。其实，有很多时候，有很多机会，我们都可以通过美丽的大自然来调节心情。只是我们太贪心，总想去海边，去草原，去沙漠，去那些遥远的地方，总觉得只有花上一个星期的时间，彻彻底底地放下手里的工作，才算是去旅行，而忽视了我们眼前的风景，哪怕是一草一木，都会给我们带来美的感受，都能让我们的心情很快好起来。

　　从那以后，只要心情不好时，小王都会提前一站下车，因为离他家一站地的地方是紫竹院公园，忙里抽闲去里面沿着湖边走上一圈，漂亮的花儿、随风舞动的杨柳都能给他带来好心情。等他回到家时，所有的烦恼都消除了，所以，家人每天都能看到他微笑着的脸。

可能你会问，旅游、外出欣赏风景为什么会调节情绪呢？这是因为我们的情绪生理反应，主要是交感与副交感神经系统对立统一的改变，持久的情绪活动会造成自主神经系统功能的紊乱。通过旅游，可以使过度兴奋的副交感中枢兴奋性下降，交感中枢的兴奋性提高，大脑皮质交感和副交感中枢的兴奋性趋于均衡，从而协调了中枢神经系统，对植物性神经和内脏活动的调节，使心率减慢，呼吸次数减少，血流速度减慢，机体的各种新陈代谢活动处于均衡。

当然，如果有条件的话，最好能够抽出一些时间，到自然界中走一走，奇峰异岭、流泉瀑布、辽阔的草原、浩渺的大海等，能使人不由自主地开阔胸怀，产生无限的美感。愉快的美感有助于心理平衡，使心情获得意想不到的放松，激起人们健康、积极的情绪变化。

旅游能使人脱离造成心情不悦的恶劣生活环境，获得心理学上的"移情"效果。对于忙碌的现代人来说，我们不可能有太多的时间游山玩水，但是抽点时间，去郊外走一走，到附近的公园转一转，还是很容易实现的。

马克思曾经说过："一种美好的心情，比 10 剂良药更能解除生理上的痛楚和疲惫。"只要努力去尝试，美丽的心情将与你如影随形。

5. 悠闲垂钓，"静"得好心情

垂钓就是用钓竿钓鱼，使用钓竿、渔钩、渔线等工具，从江河湖海及水库中捕捉鱼类的活动。垂钓起源于古代先民的生产活动，随着人类生活水平的提高，逐渐从生产活动中分离出来，成为一种充满智慧、趣味、活力，有益于身心的休闲活动。

垂钓能养心、养性，给人增添许多的乐趣，是一项有益于身心健康的文化活动。

当代作家余秋雨曾写过一篇关于垂钓的文章：

去年夏天我与妻子买票参加了一个民间旅行团，从牡丹江出发，到俄罗斯的海参崴游玩。海参崴的主要魅力在于海，我们下榻的旅馆面对海，每天除了在阳台上看海，还要一次次下到海岸的最外沿，静静地看。

海参崴的海与别处不同，深灰色的迷蒙中透露出巨大的恐怖。我们眯缝着眼睛，把脖子缩进衣领，立即成了大自然凛凛威仪下的可怜小虫。其实岂止是我们，连海鸥也只在岸边盘旋，不敢远翔，四五条猎犬在沙滩上对着海浪狂吠，但才吠几声又缩脚逃回。逃回后又回头吠叫，呜呜的风声中永远夹带着这种凄惶的

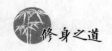
修身之道

吠叫声，直到深更半夜。只有几艘兵舰在海雾中隐约，海雾浓了它们就淡，海雾淡了它们就浓，有时以为它们驶走了，定睛一看还在，看了几天都没有移动的迹象，就像一座座千古冰山。我们在海边说话，尽量压低了声音，怕惊动了冥冥中的什么。

在一个小小的弯角上，我们发现，端坐着一胖一瘦两个垂钓的老人。

胖老人听见脚步声，朝我们眨了眨眼算是打了招呼，他回身举起钓竿把他的成果朝我们扬了一扬，原来他的钓绳上挂了六个小小的钓钩，每个钓钩上都是一条小鱼。他把六条小鱼摘下来放进身边的水桶里，然后再次下钩，半分钟不到他又起竿，又是六条挂在上面。就这样，他忙忙碌碌地下钩起钩，我妻子走近前去一看，水桶里已有半桶小鱼。

奇怪的是，只离他两米之远的瘦老人却纹丝不动。为什么一条鱼也不上他的钩呢？正纳闷，水波轻轻一动，他缓缓起竿，没有鱼，但一看钓钩却硕大无比，原来只想钓大鱼。在他眼中，胖老人忙忙碌碌地钓起那一大堆鱼，根本是在糟践钓鱼者的取舍标准和堂皇形象。伟大的钓鱼者是安坐着与大海进行谈判的人类代表，而不是在等待对方琐碎的施舍。

胖老人每次起竿摘鱼都要用眼角瞟一下瘦老人，好像在说："你就这么熬下去吧，伟大的谈判者！"而瘦老人只以泥塑木雕般的安静来回答。

两人都在嘲讽对方，两人谁也不服谁。

过了不久，胖老人起身，提起满满的鱼桶走了，快乐地朝我们扮了一个鬼脸，却连笑声也没有发出，脚步如胜利者凯旋。瘦

136

老人仍然端坐着，夕阳照着他倔强的身躯，他用背影来鄙视同伴的浅薄。暮色苍茫了，我们必须回去，走了一段路回身，看到瘦小的身影还在与大海对峙。此时的海，已经更加狰狞昏暗。狗吠声越来越响，夜晚开始了。

妻子说："我已经明白，为什么一个这么胖，一个这么瘦了。一个更加物质，一个更加精神。人世间的精神总是固执而瘦削的，对吗？"

我说："说得好。但也可以说，一个是喜剧美，一个是悲剧美。他们天天在互相批判，但加在一起才是完整的人类。"

确实，他们谁也离不开谁。没有瘦老人，胖老人的丰收何以证明？没有胖老人，瘦老人固守有何意义？大海中多的是鱼，谁的丰收都不足挂齿；大海有漫长的历史，谁的固守都是一瞬间。因此，他们的价值都得由对手来证明。可以设想，哪一天，胖老人见不到瘦老人，或瘦老人见不到胖老人，将会是何等惶恐。在这个意义上，最大的对手也就是最大的朋友，很难分开。两位老人身体都很好，我想此时此刻，他们一定还坐在海边，像两座恒久的雕塑，组成我们心中的海参崴。

垂钓是修身养性，自我保健的一种手段。

垂钓可以使人摆脱大城市的喧嚣污浊的环境。垂钓之处，风平浪静，草木葱茏，散发氧气、负离子等对人体有益的物质。清新的空气使人心旷神怡、精神舒畅，有益于大脑，增强记忆能力。

垂钓让人回归大自然，沐浴阳光。阳光和空气一样，也是人体必需的物质，日光中的红外线给人温暖，使人血流畅通，改善血液循环，

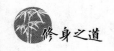

促进新陈代谢，使身体强壮。

垂钓可以使人入静。中国传统养生学认为，入静可以使人身心放松，是保持心理健康，预防忧郁症、精神沮丧、暴躁等不良情绪的良方。垂钓的乐趣使人心情舒畅，情绪稳定，精神饱满。垂钓时，眼睛、大脑、心神要配合，精神专注，因为专注使一切烦恼都烟消云散。

6. 音乐，用旋律安抚心灵

什么样的心情选择什么样的音乐，选对音乐，心情也会随之好起来，实在不行，吼上两嗓子，也是不错的发泄方法。

音乐能够给人带来力量和欢乐，让人陶醉，让人忘却烦恼与忧愁。比如，在闲暇的周末午后，坐在洒满阳光的地板上，品着香茗，让轻音乐溢满房间里的每一个角落，随着美妙的音乐声，来一次心灵的穿越，远离生活的烦恼、工作的压力，让心灵小歇一会。

小刘很喜欢音乐，可惜天生五音不全，没有唱歌的天赋，很少在众人面前献歌一曲，每次去唱歌，多是坐在角落里欣赏别人，羡慕别人有一副好歌喉。直到有一次，他在工作中与领导发生激烈的冲突，一气之下，跑出办公室，却无处可去，漫无目的地就来到一家卡拉OK，鬼使神差地进去，要了一个包间，足足在里面唱了一个下午，不，应该说是吼了一个下午，说来也奇怪，吼完之后，小刘的气就全消了。

第二天上班的时候，见到领导，小刘主动承认了错误，态度十分真诚。领导见状后，大惊失色，忙说："没事，没事，快去工作吧。"就这样，小刘和领导冰释前嫌了。而这一切都要归功于音乐，是音乐给了他力量，帮他赶走了气愤，恢复了理智，平复了心情。

很多人都喜欢音乐，却不太了解音乐给我们的生活会带来哪些影响，"乐圣"贝多芬说过，音乐是比一切智慧、一切哲学更高的启示，谁能渗透我音乐的意义，便能超脱令寻常人无法自拔的苦难。伊索更是大赞"音乐常使死亡迟延"。

音乐是一种心灵的感受，能荡涤心灵，带走烦恼，带给人们欢乐。科学家们研究发现，音乐还有一种神奇的作用，那就是它能与人们的身体发生奇妙的反应。医学研究表明，合适的音乐能使人体分泌出一种被称为"脑啡肽"的物质。在极度的压力或不平常的心理状态下，"脑啡肽"会在身体内产生自然的麻醉效果，使人内心平静，愤怒、焦虑、疼痛感大大降低。加拿大麦吉尔大学的科学家研究发现不管听什么乐曲或歌曲，只要你喜欢，音乐就会使大脑释放更多的能让人产生愉悦感的多巴胺。

用音乐调节心情，可谓是自古有之，孔子在《述而》中有这样一句话："子与人歌而善，必使反之，而后和之。"意思是孔子与人一起唱歌，如果别人唱得好，就必定请他再唱一遍，然后跟着他唱。由此可见，孔子也是通过唱歌来调节情绪的。

如今，科学家进一步研究发现，音乐不仅能够改善不良情绪，而且对于治疗失眠有着非常重要的作用，这是因为音乐可以同时作用于生理、心理两个方面。

一方面，音乐声波的频率和声压是一种物理能量，会引起人体细胞发生和谐共振现象，使颅腔、胸腔等组织产生共振，直接影响人的

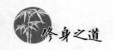

脑电波、心率、呼吸节奏。科学家认为，当人倾听悦耳的音乐时，神经系统、内分泌系统、消化系统和神经传导功能都能得到改善。

另一方面，音乐会引起心理上的反应，良性的音乐能改善人的情绪，消除心理、社会因素所造成的紧张、焦虑、忧郁、恐怖等不良心理状态，提高机体的应激能力。

比如，当人们的情绪处于紧张、焦虑、愤怒等亢奋状态时，可以让自己躺在床上，放松身体，听一些瑜伽和英格兰的风笛类音乐，如果能够配合着音乐，想象一下在音乐背景下的美好画面，效果会更好，这对于消除不良情绪是非常有帮助的。

有人说，听什么样的歌，有什么样的心情。这句话很有道理，试想一下，如果一个满腔怒火的人，正准备爆发之际，让他听疯狂而富有刺激性的摇滚乐，无疑会火上加油，助长他的怒气，恐怕就会让他情绪进一步失控了。而一个伤心欲绝、泪流满面之人，让他听《梁祝》，只会让他更伤心。

听音乐应该是一种身心交流。在情绪激动时，不妨先选择或创造一个优雅宁静的环境，然后播放音乐，使身心沉浸于乐曲的意境之中。当然，在音乐的选择上也有一定的讲究。

心情处于亢奋时，最适宜听节奏慢、让人思考的音乐或带有诗情画意、抒情性强的古典音乐和轻音乐等。这样的音乐有助于帮助心情烦躁、情绪亢奋的人放松心情，调整心绪。另外，在音量控制上也应该注意，一般 40～60 分贝即可，情绪过于烦躁的话，还可以再低一些。还有，乐曲要经常调剂，换换口味，不然也会让人感觉单调乏味。

人在空腹、饥饿难耐时，是不宜听进行曲的，因为进行曲具有强烈的节奏感，加上铜管齐奏的效果，会进一步加剧饥饿感。吃饱饭后，则不宜听打击乐，因为打击乐节奏明快、铿锵有力、音量很大，吃饱饭后听打击乐，会导致心跳加快、情绪不安，有碍食物消化。还有，睡觉前是不宜听交响乐的，交响乐气势宏大、起伏跌宕、激荡人心，睡觉听了这样的音乐，恐怕你会亢奋到天亮了。

现在，也有人在心情不好的时候，不是选择听音乐，而是选择"吼歌"。之所以称之为"吼歌"，是因为他们完全是为了发泄而吼，而往往吼完心情就会立马变得很"爽"。虽然有时候可能会有扰民之嫌，但确实能够通过演唱歌曲宣泄内心的压抑，也不失为一种自我调节心理平衡的良好手段，如果你感兴趣的话，不妨亲自试一试。条条大路通罗马，只要能让自己快乐起来就好。

7. 花草亦可解忧

花花草草都取自大自然，在家里的阳台上侍养花草，可以让人感受无限生机，有利于调节人的精神生活，使人轻松愉快，消除疲劳。清代医学家吴尚先说："七情之病也，看花解闷，听曲消愁，有胜于服药者矣。"近代作家老舍在《养花》中也提到养花的作用："让脑力劳动和体力劳动得到适当的调节，有益身心，胜于吃药。"

养花花草草需要进行换盆、松土、施肥、浇水、剪枝等劳动，这些劳动需要全身均衡地不停运动，从而达到强身健体的锻炼目的。当花儿盛开之时，美丽绽放、尽收眼中，待你细细观赏，会闻到芳香扑鼻。看得见、摸得着的劳动成果，更给人以精神上的愉悦。

此外，花草还能够净化空气，向空气中释放对人体有益的负离子，花花草草分泌的杀菌素，能杀死结核、痢疾等病菌，还能刺激感觉和呼吸器官，调节中枢神经功能，起到镇静安神、活络血脉的作用。

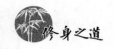

适宜室内种养的花草主要有以下几种：

（1）吊兰：吊兰吸收空气中有毒化学物质的能力在花卉中首屈一指，效果甚至超过空气过滤器。

（2）虎尾兰：虎尾兰可以净化空气中的甲苯，与其他植物相比能释放更多的负离子，与其他多肉植物一样，会在夜晚吸收二氧化碳并制造氧气。

（3）芦荟：芦荟可以有效地清除空气中的甲醛、一氧化碳、二氧化碳等有害气体。栽几株芦荟，就等于在家里安装了几台"生物空气清新器"，它们时时刻刻都在净化居室环境。

（4）茉莉花：茉莉花香不仅有净化空气的作用，而且能够抑制结核杆菌、葡萄球菌、肺炎球菌的生长繁殖。研究发现，茉莉花的香味还会使人产生一种轻松、安静的感觉。

（5）水仙花：水仙花对空气内的污染物如二氧化硫、一氧化碳、二氧化碳有很强的抗性，有较好的净化空气的功能。

（6）菊花：菊花不但能美化环境，使人赏心悦目，更具有净化空气的奇特功能，对于一些有害气体有不同程度的吸收和净化能力。特别是母菊花，在使人生畏的较高浓度的二氧化硫的空气中，也能茁壮成长。

不同的花草有不同的作用，在沉闷的家里放几株植物，不仅调节空气，还能让人的心情得到放松。

8. 家有宠物乐更多

宠物是人类的好朋友，它们和人类一起生活，具备非常丰富的情感。现在很多人都养宠物，比如可爱的小猫、小狗，它们在人类的家庭生活中扮演着非常重要的角色。

　　马女士最近下班就忙着往娘家赶，母亲最近不吃东西，这让马女士非常着急。原来马女士的母亲养了一条宠物狗，前些日子病死了，没想到母亲的宠物一死，母亲特别伤心，吃不下，睡不着，躺在床上四五天，人都憔悴了。

　　一位老邻居说，马女士的父亲去世有十多年了，儿女们都忙着自己的工作和事业，不能经常回家。马女士的母亲进进出出都带着这条宠物狗，七八年的时间相处下来，母亲和狗有了非常深厚的感情，这也难怪母亲伤心欲绝。

　　经过家人的多次开导，老人的情绪有所好转，但是还是经常伤心，哀叹不已。后来，马女士又托人给买了一条和原来那条很相似的狗，老人的脸上才露出久违的笑容，开心得像个孩子一样出来散步、遛狗。

人和宠物之间通常都会有丰富的感情，人们会因为对小宠物的关爱，而使自己获得身心健康。有很多医学专家相信，在家庭里饲养一些宠物，会比药物给上岁数的人带来更多的好处。据国外一项调查显示，养狗的老人去医院就医的概率比普通老人少21％，他们表现得更容易融入社会，生活得更加开心。针对宠物对人情感活动中的巨大作用，一些心理医生在给病人看病时，越来越多地使用"宠物疗法"。

　　宠物疗法是指通过让病人与宠物接触，改变病人的情绪和心情，从而减轻病人精神和心理上存在的病症的疗法。人和宠物之间有着独特的友善关系，关爱宠物有益于人们的身心健康。

　　英国一家大学的研究结果证明，对于那些有心理障碍的人来说，宠物是他们最主要的情感来源。一个性格内向、不善于表达爱心的人，

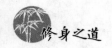

往往对自己养的宠物有特别的依恋。

宠物疗法能够治疗儿童的自闭症，通过与宠物的相处，可以有效缓解自闭症儿童的病情。这些患有自闭症的儿童在抚摸宠物的时候，可以获得更多快乐的情绪。儿童自闭症患者长期和小动物接触交流，慢慢就会变得愿意与人接触了。

对于一些生理有残疾或心理受到伤害的儿童，更需要与动物进行接触。在国外一些儿童生态保健中心，用宠物疗法治疗脑瘫和焦虑症，如海豚能够辅助治疗儿童自闭症，小小的鱼儿可以辅助治疗紧张型强迫综合征。

现在一些精神病院开始针对病人的不同情形，将相应的小动物让病人饲养，可以有效缓解他们的不良情绪。

第四章

老年人身心健康管理

不要幻想不得病，一旦得了病要信心十足地与它斗争，相信自己能战胜疾病。随着年龄的增长，衰老必将给人们的生活带来各种问题，比如脑梗死、脑血栓、腿骨折等都会使人瘫痪在床。很多人在卧床不起时才后悔没有早点采取预防措施。

第一节

老有所医与健康长寿

对于慢性非传染性疾病而言，一个健康的人从低危状态发展到高危状态，从疾病早期，发生早期病变，出现临床症状，再到疾病诊断，产生并发症，这需要一个长期的过程，特别是在疾病被确诊之前，这个过程大多会是几年、十几年，甚至更长。

而这期间诸多的健康变化是不容易被察觉的，并且各个阶段没有明确的划分指标，所以极易被我们忽视，结果导致疾病的产生。在这

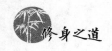

个漫长的过程中，疾病危险因素，随着年龄的增长而逐渐积累，如图 4-1 所示。

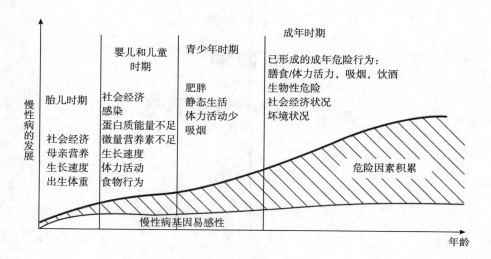

图 4-1　慢性病的发展

1. 疾病——身体系统的失衡

（1）疾病的本质

疾病是机体在一定病因的损害性作用下，因自身调节紊乱而发生的异常生命活动过程。在生命的连续过程中，疾病是处于完全健康和绝对死亡之间的一种生命状态。

当身体系统出现部分失衡时，局部可以发生早期病理改变，如宫颈癌的癌前病变。这时，身体组织的形态结构已出现异常，但失衡与平衡的调整还在进行之中，因此可以没有疾病表现；若恢复平衡，则早期病理改变可以消除。若失衡状态无法调整，系统的部分失衡就会扩展到全身系统失衡，这时疾病就发生了。

从身体系统失衡的疾病观来看，疾病不仅是人体的一种病理过程，而且是身体内外环境不协调、不适应的客观过程。这个不协调、不适应的客观过程在其早期是可以发现而调整的，其表现不仅是在躯体上，也会反映在精神和心理上。

可以说，整个疾病过程是身心因素相互作用、相互影响的过程。此时抓住自我保健的时机，往往能收到事半功倍的效果。而疾病特别是大病发生后，要想完全恢复平衡是很难的。正如《黄帝内经》所说："圣人不治已病治未病，不治已乱治未乱，此之谓也。夫病已成而后药之，乱已成而后治之，譬犹渴而穿井，斗而铸锥，不亦晚乎。"

（2）疾病的基本特征

疾病由多种因素构成。疾病的原因简称病因，包括致病因子和条件。疾病的发生必须有一定的原因，但往往不单纯是致病因子直接作用的结果，与机体的反应特征和诱发疾病的条件也有密切关系。因此研究疾病的发生，应从致病因子、条件、机体反应性3个方面来考虑。

疾病是有发展规律的。疾病发展过程在其发展的不同阶段有不同的变化，这些变化之间往往有一定的因果联系。掌握了疾病发展变化的规律，不仅可以了解当时所发生的变化，而且可以预知它可能的发展和转归，及早采取有效的预防和治疗措施。

疾病是有体征症状的。疾病可导致人体内发生一系列的功能、代谢和形态结构的变化，并由此而产生各种症状和体征。症状是指病人主观上的异常感觉，如头痛、恶心、畏寒、不适等。体征是疾病的客观表现，能用临床检查的方法查出，如肝脾肿大、心脏杂音、肺部啰音、神经反射异常等。值得注意的是，某些疾病在早期可以没有症状和体征，如果进行相应的实验室检查或特殊检查，可能发现异常，有助于做出早期诊断。

疾病是完整机体的反应，但不同的疾病又在一定部位（器官或系

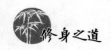

统）有其特殊的变化，局部的变化往往受到神经和体液因素调节影响，同时又通过神经和体液因素而影响到全身，引起全身功能和代谢变化。所以认识疾病和治疗疾病，应从整体观念出发，辩证地处理好疾病过程中局部和全身的相互关系。

疾病使机体内各器官系统之间的平衡关系和机体与外界环境之间的平衡关系受到破坏，机体对环境适应能力降低，劳动力减弱或丧失。治疗的着眼点应放在重新建立机体内外环境的平衡关系、恢复活动和劳动能力上。

（3）疾病的转归

完全恢复健康即痊愈，是指患者的症状和体征完全消退，各系统器官的功能、代谢和形态结构完全恢复正常，机体的自稳调节以及外界环境的适应能力、工作劳动能力也完全恢复正常。有的传染病痊愈后，机体还可获得免疫力。

不完全恢复健康，是指疾病的主要症状已经消失，但机体的功能、代谢和形态结构变化并未完全恢复正常，而是通过代偿反应来维持正常的生命活动，可遗留下某些病理状态或后遗症。例如，心肌梗死恢复后所形成瘢痕，风湿性心瓣膜炎治愈后留下心瓣膜狭窄或关闭不全，等等。截肢或器官切除后的状态也属于不完全恢复健康。

死亡是指机体生命活动的终止。死亡可分为生理性死亡和病理性死亡两种。前者较为少见，它是由于机体各器官自然老化所致，又称老死或自然死亡。病理性死亡是由于各种严重疾病或损伤所造成的死亡。而死亡的标志以往沿用心跳和呼吸停止、反射消失的标准，近年提出死亡是机体作为一个整体的功能发生了永久性停止，实际上指包括大脑半球、间脑、脑干各部分在内的全脑功能发生了不可逆性的永久性停止，即所谓脑死亡。

2. 自己做自己的保健医生

衰老是多细胞生物随着时间的推移而产生的一种自发性的必然过程，一般是指随着年龄的增长而产生的一系列生理学和解剖学方面的变化，表现为组织改变、器官老化及其功能适应性和抵抗力的减退。

做自己的保健医生，就要认识到衰老的原因，并认清衰老与疾病的关系。

（1）衰老的原因

由于人体细胞核里的基因停止了活动，造成随着年龄增长基因按一定的时间程序停止活动，这样，组织细胞也就停止了生长，而进入衰退与老化过程，即细胞凋亡（多细胞有机体为保持自身组织稳定、调控自身细胞的增殖和死亡之间的平衡，由基因控制的细胞主动性死亡过程）。

自由基导致衰老。自由基是具有未配对电子的原子、原子团及分子，是参与人体内氧化还原反应最重要、最广泛的反应成分和中间产物，有极强的活性。生物体内随时会出现自由基，引起一些过氧化反应，使细胞内的生物大分子联合成不易溶解的物质，妨碍细胞代谢营养的运输，造成了机体的衰老。研究证实，体内代谢或外源性因素产生的自由基均可诱导细胞凋亡。例如，电离辐射通过直接辐射水分子产生羟自由基，导致细胞内大分子的氧化损伤，使蛋白质氧化、DNA链断裂、脂质氧化等；细胞内源性和外源性一氧化氮（NO）的增加可直接损伤 DNA 而导致细胞凋亡。

内分泌衰退引起衰老。随着人体年龄的增长，下丘脑、垂体、胸腺、性腺、甲状腺等内分泌腺退化，引起衰老。可能存在一种促进衰

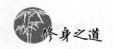

老的激素，有人叫它"死亡激素"。

还有以下一些关于衰老的解释：①免疫功能降低是衰老的原因；②DNA 复制过程中发生的错误累积成灾，引起衰老；③体细胞发生突变启动了衰老；④体内胶原纤维、弹性纤维、酶和 DNA 交联造成衰老；⑤细胞线粒体 DNA 损伤引起衰老；⑥细胞代谢失调导致衰老；⑦细胞染色体端粒缩短引起衰老；⑧中医认为五脏虚损是衰老的重要原因。

对衰老的多种解释大体上可归为两类。一类认为衰老主要是由遗传因素决定的，一类认为衰老主要是由环境改变导致机体损伤积累所造成的。不管怎么说，有一点是清楚的，那就是遗传和环境都在人的衰老过程中发挥了重要的作用。环境通过氧化反应和其他一些反应不断使身体老化，这是一个自然的过程，是身体长期正常运转不可避免的后果。

（2）衰老与疾病

衰老过程中出现了身体各种功能的下降，对外环境变化的适应能力也随之减弱。生理功能下降，组织细胞再生能力低下，免疫功能下降，适应能力减弱，身体系统平衡就容易被打破，导致疾病发生。

衰老的过程总是与各种"退行性疾病"，也就是各种器官系统的慢性病伴行。近年来这些慢性病发病率迅速增长，并呈现年轻化趋势，例如以下几种：

糖尿病：尽管糖尿病是一种具有遗传倾向的全身慢性代谢性疾病，但是，膳食结构的改变，高脂肪、高糖、高胆固醇饮食对该病的发生起着推波助澜的作用。肥胖者、高脂血症者、进餐过饱者、喜吃荤食者皆为易发病的高危人群。近 20 年来因糖尿病致死者增加了 3

倍，是现代十大死亡原因中增长最快的疾病。而肥胖者罹患糖尿病的机会是体重正常的人的 2 ~ 3 倍，病人越肥胖，其发病时间越早。目前 20 ~ 35 岁的年轻糖尿病人逐年增加。

心血管病：高脂肪饮食、缺乏运动、吸烟等危险行为使患病者大增，我国心肌梗死患者的年龄层趋向老龄化和年轻化两个极端。前者是老龄化社会的自然现象，后者则与生活工作的紧张程度和不健康行为密切相关。

运动系统病：人们长期坐姿工作，造成肌肉僵硬、萎缩，腰酸背痛随之而来；颈椎病、腰椎病、风湿类疾病、退行性骨关节炎、骨质疏松症等也日渐增加，目前我国风湿类疾病患者人数已超过 1 亿。骨关节病年轻化主要与以下因素有关：运动不当、过度、过激，造成关节面、软骨的损伤；多坐少动的生活方式，使关节因得不到充分锻炼而发生失用性萎缩和退化；肥胖使关节负担过重导致关节老化；等等。

乳腺癌和大肠癌：在所有的癌症中，乳腺癌、大肠癌同高脂肪、高胆固醇饮食有密切的相关性，这两种疾病在年轻人中发病率明显提高。一方面，可能是因为年轻人饮食习惯日趋西化；另一方面，不少年轻人自恃年轻，忽视了健康的生活方式，忽略了早期症状。

此外，免疫系统的老化可以引起感冒频发，甚至罹患自身免疫性疾病、各种感染和癌症。实际上，人体从年轻时就启动了衰老的进程。一般来说，人体从 20 岁开始，每 10 年身体的新陈代谢率减慢 2%。也就是说，从这时起如果多吃高脂肪、高热量的食物，就会使脂肪贮存在体内。从 20 岁起，肌肉强度和肺功能也开始下降。到 70 岁时，身体的所有功能将下降到 20 岁时的 1/3。从 30 岁开始，肾脏功能也开始

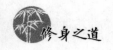

下降，30 岁以后每年降低 1%。我们没有办法人为地停止衰老程序，但是可以减慢衰老速度。

　　要抵抗衰老的影响、远离疾病，自我保健越早越好。青少年时的强化训练可以延缓体能衰减；仅仅每天简单地做几次深呼吸运动，就可以减缓肺活量下降的速度；而每天喝 8 ~ 10 杯水，就能保持肾脏健康运转。

第二节

常见心理疾病的应对术

据世界卫生组织估计，全球每年自杀未遂的人数在 1000 万以上；造成功能残缺最大的前十位疾病中有五个属于精神障碍；中国神经精神疾病负担到 2020 年将上升至疾病总负担的 1/4。在中国，目前保守估计，大概有 1.9 亿人在一生中需要接受专业的心理咨询或心理治疗；13 亿人口中有各种精神障碍和心理障碍患者达 1600 多万；1.5 亿青少年人群中受情绪和压力困扰的青少年就有 3000 万。

1. 抑郁症：精神上的感冒而已

（1）抑郁及抑郁症表现

抑郁是指由各种原因引起的以心境低落为主的精神状态，常伴有焦虑、激越、无价值感、无助感、绝望感、自杀观念、意志力减退、精神运动迟滞等精神症状，及各种躯体症状和生理功能障碍（如失眠）。

抑郁的表现如下：

①一天中的多数时候情绪沮丧（对于儿童和青少年，抑郁情绪可以表现为易怒）。

②对日常生活丧失兴趣，无愉快感。

③精力明显减退，无原因的持续疲乏感。

④自信心下降或自卑，或有内疚感。

153

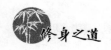

⑤失眠、早醒或睡眠过多。

⑥明显的体重减轻或者增加或明显的食欲减退或者增加。

⑦有自杀的倾向或行为。

⑧性欲明显减退。

⑨注意力无法集中或下降。

⑩联想困难，自觉思考能力显著下降。

⑪一天中情绪有较大波动，常以早晨最重，然后逐渐减轻，到晚上最轻。

在持续半个月的时间中，具有以上项目中的五项或以上者可判断为抑郁症患者。

抑郁症是以情绪低落为主要特征的一类心理疾病，其症状表现比一般抑郁更为严重。根据临床表现可以将抑郁症分为三种类型：

轻微患者外表如常，内心有痛苦体验。

稍重的人表现为情绪低落、愁眉苦脸、唉声叹气、自卑等；有些患者常常伴有神经官能症状，如注意力不集中、记忆力减退、反应迟缓、失眠多梦等症状。

重度抑郁症患者会出现悲观厌世、绝望、自责自罪、幻觉妄想、食欲缺乏、体重锐减、功能减退并伴有严重的自杀企图，甚至自杀行为。重度抑郁对人类健康构成严重威胁，因此必须高度重视，及时治疗。

（2）抑郁症的自我治疗

抑郁症可以使用药物治疗，但是仅仅靠药物治疗难以治本，如果在药物治疗的基础上，再配合心理治疗，就会收到良好的治疗效果。

①正确认识抑郁症

抑郁症患者往往具有一种错误的认知模式，他们常常带着有色眼镜来看待这个世界和自己。为了改变这种认知模式，抑郁症患者需要在心理医生的指导下，改变错误的观点，建立正确的认知。抑郁症患者要明白：患有这种疾病的人非常普遍，这种情绪上的疾病跟普通感冒一样，并不可怕。

②学会宣泄不良情绪

抑郁症患者的内心，往往具有太多的烦恼和痛苦，这种不良的情绪、心理压力，会使他们深陷悲观的情绪中，无法自拔。所以，对于抑郁症患者而言，不良情绪的宣泄就非常重要。如患者可以用大哭的方式宣泄，自然流露出自己的情感，这是治疗抑郁症的关键和前提。

③做自己感兴趣的事

有些人因为理想与现实之间的巨大反差，会出现心理的抑郁。所以，当某些事情不能达到自己的期望值时，要学会转移注意力，做自己感兴趣的事情，从其中找到成就感。有计划地做些能使自己快乐和自信的事情，尤其是在周末，比如将房间打扫得干干净净、开赛车、参加音乐会等。另外，可以多参加一些体育锻炼活动，这类活动可以改变人的精神状态，提高自主神经系统的功能，有益于人的精神健康。

④加强人际交流

科学研究发现，善于交际的人，比喜欢独来独往的人在精神状态上要快乐得多。所以，在日常的工作和生活中，多交往一些好朋友，可以避免因为孤独无助而引发的抑郁症。此外，可以信赖的朋友也是自己发泄情绪、倾诉情感的最佳对象，他们往往乐于倾听你的诉说。同时，也会给你一些开导，帮助你释放心情，疏导不良情绪。

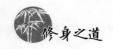

2. 焦虑症：不要杞人忧天

（1）焦虑及焦虑症的表现

焦虑是指一个人因预感到某种不利情况出现时，而产生的一种担忧、紧张、不安、恐惧、不愉快等综合情绪体验。焦虑通常表现为持续性的精神紧张，如担忧、不安全感等，或发作性惊恐状态，如运动性不安、小动作增多、坐卧不宁或激动哭泣等。常伴有自主神经功能失调，并在躯体功能反应方面出现口干、胸闷、心悸、血压升高、呼吸加深加快、肌张力降低、皮肤苍白、失眠、尿频、腹泻、出冷汗、双手震颤、厌食、便秘等现象。严重焦虑时，可表现为肌张力增高，出现刻板动作、消化不良或食欲减退以及睡眠障碍等现象。

当焦虑的严重程度和客观事件或处境明显不符，或者持续时间过长时，就变成了病理性焦虑，称为焦虑症状。符合相关诊断标准的话，就会诊断为焦虑症，也称为焦虑障碍。

> 王明大学毕业后，很幸运地被分配到了政府机关工作，这可是人人都羡慕的美差呀，家人和朋友都为王明感到高兴。

> 然而，王明却没有那么惊喜，原来刚刚步入社会的王明，对工作中复杂的人际关系感到恐惧，他不知道如何应对，总是感觉到自己在工作中不管怎么做，似乎都有人对他不满意。

> 王明开始害怕别人关注自己，更不敢与别人的眼睛对视，时时都想回避与别人的交往。甚至在路上与大家见面打招呼，王明都感到害怕。王明因为无法忍受这种痛苦，只好提出了辞职，家人和朋友都非常不解，这使王明变得更加郁郁寡欢。

案例中，王明表现出了典型的焦虑心理。焦虑是一种较为复杂的心理现象。焦虑的产生根源在于人性的矛盾，以及对未来不确定的一种恐惧。一般来说，当人们想超越并驾驭自己，追求更完美的行为时，往往需要自身与周围环境的相互协调。但是，如果处理不好这种关系，就会导致自尊、自敬的人格受到损害而失去心理平衡，从而产生明显的焦虑。

（2）焦虑症的心理治疗方法

①心要宽

要懂得知足常乐，保持心理平衡，不要大喜大悲，凡事想得开。

所谓知足，是一种平和的境界；所谓常乐，是一种豁达的人生态度。知足常乐，并不是安于现状，不思进取，而是对现有收获的充分珍惜，对目前成果的充分享受，也是对现有潜力的充分发掘。知足常乐，才能让我们肯定目前的状态，并能始终保持精神上的愉快和情绪上的安定。

②要自信

自信是治愈神经性焦虑的良药，焦虑症通常和自卑密切联系，因为没有信心，所以，总觉得什么事情也做不好，也就更加自卑，心理上形成恶性循环。

要治疗焦虑症，就要克服自卑，建立起自信心。你可以想想自己的长处和优点，不要总拿自己的缺点和别人的优点进行对比。

当你缺乏自信的时候，不妨回忆一下自己曾经辉煌的过去，或者想象一下自己成功后的景象，这样焦虑和不安的情绪就会缓解很多。

③学会自我放松

当你感到焦虑不安时，可以运用自我意识放松的方法来进行调节，改善自己紧张焦虑的情绪。比如，你可以告诉自己这是心理焦虑，

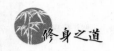

要正视，不要回避，不要害怕。同时，你也可以转移注意力，把视线转到窗外的美景，开阔自己的视野，从而缓解紧张的情绪。

你可以进行放松训练，比如端坐不动，双目紧闭，然后开始向自己传达指令：头部放松，颈部放松，直至四肢、手、脚都放松了。运用意识的力量使自己全身都放松，随着全身放松，焦虑的心理也可以得到缓解。

此外，你可以幻想，幻想自己在洒满阳光的沙滩上，清凉的海风徐徐吹来，吹到你的脸上，你的长发也随风飘舞……当你的注意力转移到其他事物时，心理上产生的新的体验就有可能将你的焦虑心理赶走。

④保证充足的睡眠

充足的睡眠是减轻焦虑症的灵丹妙药。因为焦虑情绪往往使人辗转反侧，无法入眠，而睡眠越少，情绪就越容易紧张，这样周而复始的恶性循环会使焦虑症更加严重。睡前洗个热水澡，让你的身体得到放松，再喝一杯热牛奶，这些做法有利于睡眠，从而缓解焦虑症。

3. 恐惧症：没有危险，何必恐惧

（1）恐惧与恐惧症

恐惧是一种情绪，因为周围不可预料或不确定因素，导致无所适从的心理或生理的强烈反应，或因受到威胁而产生，并伴随着逃避愿望的情绪反应。我们的恐惧情绪大多都是后天形成的，对发生的威胁表现出高度的警觉。如果威胁继续存在，人的目光注视含有危险的事物，随着危险的不断增加，可发展为难以控制的惊慌状态，严重者会激动不安，情绪、思维和行为失去控制，甚至休克。恐惧时常见的生理反应有心跳猛烈、口渴、出汗和神经质发抖等。

恐惧症是恐惧的一种病态形式。患者对某些事物（如狗、狼、黑暗、灯光等）体验到一种极度的和非理性的害怕，所产生的恐惧与现实刺激的危险性不相协调。恐惧症是对某种物体或某种环境的一种无理性的、不适当的恐惧感。

（2）恐惧症的自我治疗

①勇敢面对恐惧

医生要对恐惧症患者进行耐心地解释和心理疏导，使他们明白，使其产生恐惧的某些人、事物、情景，完全是患者内心的主观想象，是自己在恐吓自己。如果心理疏导不起作用，医生就要强迫患者直接面对其感到恐惧的对象，借助强大的心理刺激来给患者治疗，让患者能够逐渐面对这些特定的人、事物、情景。

②接受并容纳产生恐惧的映像

每当引起恐惧的对象出现时，在医生或者家人的帮助下，患者可以做出抑制恐惧的反应。长此以往，患者的恐惧感就会慢慢消减。

③学会转移注意力

转移注意力虽然是对恐惧的暂时逃避，但是这样做可以消除患者的恐惧心理，如果患者能够很好地运用此法，就可以逐渐减少恐惧的次数。

4. 癔症：要做真正的自己

（1）癔症及其表现

癔症也被称为分离转换性障碍，是由精神因素，如生活事件、内心冲突、暗示或自我暗示，作用于易病个体引起的精神障碍。癔症的主要表现有分离症状和转换症状两种。分离，是指对过去经历与当今环境和自我身份的认知完全或部分不相符合。转换，是指精神刺激引

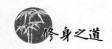

起的情绪反应，接着出现躯体症状，一旦躯体症状出现，情绪反应便褪色或消失，这时的躯体症状便叫作转换症状，转换症状的确诊必须排除器质性病变。

　　小牛是一个争强好胜的女孩，她对生活和未来有着非常美好的憧憬。但是事不遂人愿，她高考落榜了。后来她去复读了，可是没想到在复读期间，她从寝室的上铺摔了下来，出现了昏迷。

　　为此，小牛回家休息了几天，课程也被耽误了，加上巨大的心理压力，她没能跨入自己理想的大学校门，看着其他同学都考上了自己理想的大学，小牛郁郁寡欢，非常不甘心地踏入了省城的一所职业学校就读。

　　可是打击再次来临，在入学体检中，她被查出患有感染性肝炎，只好回家治疗。为此，她内心极度不平衡，总是不停地抱怨命运为何对她如此不公。从此，她的脾气变得极为暴躁，经常为一些小事和别人争吵，稍不如意就乱扔东西。后来她发展到心理压抑时就发出惊恐的喃喃声，有时甚至四肢打挺，自己无法坐起。

癔症患者有着极强的个性表现，但缺乏坚定的意志，好幻想，争强好胜，虚荣，感情不稳定，易冲动。癔症发病年龄一般在 16～30 岁，女性患者远多于男性患者。

（2）癔症的心理治疗

癔症是功能性的，在心理治疗中，注意以下几点：一是建立良好的医患关系，忌过多讨论发病原因；二是检查要尽快完成，只需进行必要的检查，以使医生确信无器质性损害为度；三是以消除症状为主。

主要采用以下方法进行疗法：

①个别心理治疗

先详细了解患者的个人发展史、个性特点、社会环境状况、家庭关系、重大生活事件，以热情、认真、负责的态度赢得患者的信任。让患者表达、疏泄内心的痛苦、积怨和愤懑。医生要耐心、严肃地听取，稍加诱导，和患者共同选择解决问题的方法。

②暗示治疗

病程已数周，有反复发作倾向者，宜根据病情，制订精神治疗与药物和物理治疗相配合的整体治疗计划。不宜匆忙、草率地采取简单的语言暗示。尽管暗示疗法当时有效，但以后容易复发，或出现新的症状，取代原来的症状。

暗示治疗时的环境要安静，以消除不良环境对病人的不良影响。

对于初次发病者，对其进行合理的解释，说明症状与心理因素和个性特征的联系，配合理疗和语言暗示，往往可取得良好的效果。

③分析性心理治疗

医生可采用精神分析技术或领悟疗法，探寻患者的无意识动机，引导患者认识到无意识动机对自身健康的影响，并加以消除。主要适用于分离性遗忘、分离性多重人格、分离性感觉和分离性运动障碍。

④家庭治疗

当患者的家庭关系因疾病受到影响，或治疗需要家庭成员的配合时，可采用此方法，用以改善患者的治疗环境。

5. 疑病症：没病别想病

（1）疑病的心理障碍

疑病症主要指患者担心或相信自己患有一种或多种严重躯体疾病的先占观念，病人诉躯体症状，反复就医，虽然经反复医学检查结果

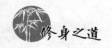

均为阴性，医生也解释没有相应疾病的证据但仍不能打消患者的顾虑，他们常伴有焦虑或抑郁。对身体畸形的疑虑或先占观念也属于本症。

心理障碍有两种表现，一为疑病感觉，感觉身体某部位不适或对某部位的敏感增加，进而疑病或过分地关注。患者的描述较含糊不清，部位不确定。但另一种患者的描述形象逼真、生动具体，认为患有某种疾病，患者本人也确信实际上并不存在，但要求各种检查，要医生同情。尽管检查正常，医生的解释与保证并不足以消除其疑病信念，仍认为检查可能有误。于是患者担心忧虑、惶惶不安、焦虑、苦恼。此为一种疑病观念，系一类超价观念，带有强烈的情感色彩。

疼痛是本病最常见症状，约有2/3的患者有疾病症状，常见部位为头部、下腰部或右髂窝。这种疼痛描述不清，有时甚至说全身疼痛，但查无实据，患者常四处求医辗转于内外各科，毫无结果，最后才到精神科，常伴有失眠、焦虑和抑郁症状。

躯体症状表现多样而广泛，涉及身体许多不同区域，如体内有一种特殊味道，恶心、吞咽困难、反酸、胀气、腹痛、心悸、左侧胸痛、呼吸困难，担心患有高血压或心脏病。有些患者疑有五官不正，特别是鼻子、耳朵以及乳房形状异样，还有体臭或出汗等。

耿先生在一家国企上班，是一个部门的小主管。一次，他在新闻报道中得知，现代人由于生活压力大、生活节奏快、缺乏运动等原因，身体免疫力下降，很多人都处在亚健康状态，严重的还会引发过劳死。

耿先生从此开始担心自己的身体健康，害怕自己年纪轻轻就突然死去。悲观的情绪使耿先生身体虚弱，爬楼出现气喘吁吁的现象。为此，他多次去医院进行全面体检，当医生很认真地告诉他没有发病时，他却怀疑医生有意地隐瞒了他的病情。为此，他痛苦万分，情绪更加严重了。

耿先生的不正常的心理，就属于疑病的表现。

（2）疑病的心理治疗

①医生要给予正确的引导

医生首先尽可能全面了解病人的背景情况，让病人尽情地诉说，并在其诉说的过程中仔细观察致病的真正原因。然后通过对病人进行全面的身体检查，用检查结果说明病人没有任何问题，消除患者的心理疑虑。同时，还可以介绍一些疾病的相关知识，消除患者的思想顾虑，鼓励患者走出怀疑的误区。

②转移注意力

家人或者医生引导患者，将注意力从自己的身体转向外面的世界，做患者自己感兴趣的事情。

③完善自己的个性

患者常常具有敏感多疑、过于谨慎等特点。任何事情只看到不好的一方面，总是往坏的方面想，这是形成疑病的主要原因。患者要完善自己的性格，乐观处事，多和朋友交流沟通，多看一些喜剧影视作品，培养自己的幽默感，从而走出悲观情绪的阴影。

6. 自闭症：不要活在一个人的世界中

（1）自闭症的表现及特征

自闭症是一种普遍性发育障碍，以严重的孤独、缺乏情感反应、

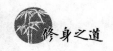

语言发育不健全、重复刻板的动作，以及对环境的奇怪反应为特征。

一般而言，患有自闭症的儿童在三岁前会表现出以下特征：

①社交发展方面

对外界事物不感兴趣，无视别人的存在；与人缺乏目光接触，不能主动与人交往，分享或参与活动；在群处方面，模仿力较弱，未能掌握社交技巧，缺乏合作性；想象力较弱，极少通过玩具进行象征性的游戏活动。

②沟通方面

语言发展迟缓和有障碍，说话内容、速度及音调异常；对语言理解和非语言沟通有不同程度的困难；可能欠缺口语沟通的能力。

③行为方面

在日常生活中，坚持某些行事方式和程序，拒绝改变习惯和常规，并且不断重复一些动作；兴趣狭窄，会极度专注于某些物件，或对物件的某些部分或某些特定形状的物体特别感兴趣。

（2）自闭症的心理治疗

对于自闭症的治疗，主要是让患者认识到人际交往的重要性，设法让他们体会到与人交往的快乐，从而走出自我封闭的世界。

①学会信任别人

自闭症患者往往对别人表现得非常冷漠，不和别人进行心理上的交流。缺乏信任是患者疏远人群的主要原因。医生应该鼓励患者放松心情，用信任的眼光去看待别人，从而加强与别人交往，走出自己的精神藩篱。

②展示自我本色

自闭症患者总是一副面无表情的样子，很少在别人面前展示自己的情感。所以要治愈患者，需要让他们直面自己的真实感受，想哭就哭，想笑就笑，痛痛快快地宣泄自己的情感。

③言语训练

自闭症患者往往存在明显的语言障碍，特别是一些儿童患者。他们往往因为存在语言障碍而无法表达自己的想法，而陷入更自闭的状态。进行言语训练是消除患者语言障碍的最好方法，同时也是治愈患者的必要条件。

7. 强迫症：不要把固执当成习惯

（1）强迫症及其表现

强迫症是焦虑症的一种。强迫症的特点是有意识的自我强迫、自我反强迫同时存在，两者尖锐冲突使患者焦虑和痛苦。患有此病的患者总是被一种强迫的思维所困扰，自己极力抵抗和排斥，但又无法控制。患者在生活中反复出现强迫观念及强迫行为。患者自知力完好，知道这样是没有必要的，甚至很痛苦，却无法摆脱。

　　赵女士最近总是心神不宁，特别是出门的时候，总是感觉不放心。几个月之前，她的一个朋友在家中休息，因为煤气罐没有关好而中毒，差点失去了生命。所以，在出门之前，赵女士总是反反复复地检查好几遍煤气开关、水龙头开关和电源开关。有时候没走多久，她又返回去检查。赵女士知道自己这样做不正常，但是无法克制。

赵女士的这种不正常的行为，就属于强迫症的表现。

（2）强迫症的自我疗法

①检查产生强迫症的原因

强迫性想法是没有意义的，因为这是大脑产生的错误信息。患者

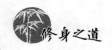

需要深入了解强迫性想法为什么有这么强大的力量，以致使人无法承受。对强迫症正确归因，是增强患者意志力、强化患者抵抗强迫行为的关键。

②转移注意力

将注意力从强迫症状转移开，方法是选择某种特定行为来取代强迫性行为，任何你认为有意义的、可以放松身心的活动都可以，比如散步、听音乐、读书、上网、打篮球等。

转移注意力不是一件容易的事，要花费极大的力气和承受巨大的痛苦。即使强迫性冲动很难改变，也可以通过控制反应的动作来缓解强迫症。控制时间可以是 3 分钟开始，上升到 5 分钟、10 分钟、15 分钟……只要不断练习，将会大大降低强迫症的强度。

8. 厌食症：健康才最美

（1）厌食症及其表现

现代社会提倡以瘦为美，电视中的广告模特、演员，纷纷以其消瘦的身材赢得人们的赞誉。铺天盖地的减肥公告，更是极大地诱惑着爱美女性的"减肥神经"，其中包括一些正在长身体的女孩子们。不正常的减肥心理，使她们过度节食，长此以往便患上了厌食症。

厌食症就是因为害怕肥胖，心情低落而过分节食、拒食，造成体重下降、营养不良，甚至拒绝维持最低体重的一种心理障碍疾病。

18 岁的露露在妈妈的陪同下，一起走进了某市的一家三甲医院精神卫生中心。露露骨瘦如柴，脸色苍白，脸上还带有一些色斑，身体看上去非常虚弱。经过医生检查，发现这名身高 1.60 米的女孩，体重仅仅 35 千克，而且还有贫血、营养不良等症状。

原来，露露因为学习不如姐姐好，向来要强的她企图通过减肥在身材上超过姐姐。有了这样的想法之后，她就开始刻意少吃，有时候觉得自己吃多了，就赶紧吃泻药。随着时间推移，她越吃越少，越来越瘦，在十天前，妈妈发现露露开始不吃饭了，每天就是喝点水，对平时最喜欢的薯片也视而不见，而且还经常莫名其妙地发脾气。因为身体虚弱，露露最终晕倒在家里。

医生说，露露患上了严重的厌食症，目前只能通过鼻腔慢慢给她输流食，以缓解病情。

（2）厌食症的心理治疗

厌食症的治疗必须视患者的病情而定，病情严重者必须入院治疗，接受医生的观察及诊治，使病人的体重逐渐恢复。若是病情不算严重，在心理医生的辅导下也可以康复。

①让患者明白拥有健康的体魄才是真的美

身材苗条只是一个人的外在的一种特征，林黛玉骨瘦如柴，最终丢掉了性命，这样的美是畸形的。真正的美首先要有健康的体魄，更来自宽广的心灵。秀外慧中才是真正的美女。

②让患者了解厌食症的可怕后果

要想减肥，不一定非要通过节食，而是应该加强体育锻炼，改掉不停吃零食的坏习惯，同时调整膳食结构。健康的饮食应该是低糖低脂高蛋白，多吃蔬菜水果。

③对患者的优点进行赞美，以增强其自信心

对于一些过度追求完美而导致的厌食者，可以对其他方面进行赞美，以达到其增强自信、转移注意力的目的，让患者从其他方面找回

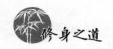

信心，增强生活的积极性。

④注意食物的烹调

注意食物的色泽搭配和进餐环境的布置，以增进患者的食欲。一般来说，色香味俱全的食物更能诱发人的食欲；理想的就餐环境也能增进食欲，以达到诱导患者进食的目的。

9. 神经衰弱：放松心情战胜它

（1）神经衰弱及其表现

神经衰弱是指由于长期处于紧张和压力下，出现精神易兴奋和脑力易疲乏现象，常伴有情绪烦恼、易激怒、睡眠障碍、肌肉紧张性疼痛等；这类症状不能归于脑、躯体疾病及其他精神疾病。症状时轻时重，波动与心理、社会因素有关。

心理因素是造成神经衰弱的主因。凡是能引起持续紧张和长期内心矛盾的一些因素，使神经活动过程强烈而持久地处于紧张状态，超过神经系统张力的耐受限度，即可发生神经衰弱。

孙女士在一家民营公司工作，收入还算稳定。前不久，孙女士生了儿子。儿子的出生给孙女士带来了无限快乐，为了全身心地照顾儿子，她辞去了工作，做了一名全职妈妈。没有多久，孙女士开始担心起来，自己没有工作，又要抚养儿子，以后儿子还要上学，钱从哪里来？她越想越头疼。

其实，孙女士的丈夫一个人的工资足够一家人开销，而且丈夫的事业正处在上升期，她完全没有必要担心。但是孙女士总是无法控制那些想法，后来睡眠质量越来越差，导致她有时候觉得已经睡着了，可是大脑还是清醒的，稍微有一点响声她就会被惊醒。

　　久而久之，孙女士不仅人没有休息好，心情也变得更加糟糕了。

　　孙女士患上的就是神经衰弱，那么怎样调理呢？

　　（2）神经衰弱症的心理治疗

　　要想治疗神经衰弱，最主要的治疗方法就是心理治疗。在医生的指引下，找到患者自己得病的原因，依靠患者自己去战胜神经衰弱。

　　①尽量放松自己的心情

　　对于神经衰弱的治疗，最重要的是让患者放松心情，从容面对生活中的压力，冷静分析一下自己产生紧张情绪的根源来自哪里，然后对症进行心理上的调整。

　　②排除心理障碍

　　患者常常给自己设置很多心理障碍，在机遇面前，他们往往担心自己能力不行，从而临阵脱逃。但是事后后悔不已，不停地自责，陷入痛苦的情绪中无法自拔。

　　所以，神经衰弱患者首先要认识自己内心的矛盾冲突，排除心理障碍；其次要适当降低自己的奋斗目标，凡事量力而行，这样才能体验到目标达成的喜悦之情，这对于保持愉悦心情有积极的作用。

　　③树立治愈的信心

　　建立科学合理的作息时间制度。神经衰弱患者应按照作息时间，安排自己的学习和工作。不能因为失眠而提早上床，也不能因为早起而赖床不起。

　　树立战胜疾病的信心，困难就像弹簧，你绷得越紧它就越强。神经衰弱也是如此，当你越把它放在心上，它就越"疯狂"；你要不放在心上，说不准它自己就销声匿迹了。

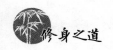

第三节

健康长寿管理的策略

影响健康的主要因素，15% 为遗传，10% 为社会因素，8% 为医疗条件，7% 为气候条件，60% 为自己建立的生活方式和行为习惯。

健康管理的基本策略有很多，主要有生活方式管理、需求管理、疾病管理，如图 4 – 2 所示，现分述如下：

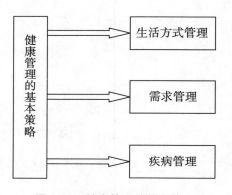

图 4 – 2　健康管理的基本策略

1. 生活方式管理

生活方式就是指人们在日常生活中形成的相对固定的行为举止和思维定式及习惯，包括生活节奏、饮食与运动、睡眠及处事方式等。由于物质资料的生产活动是人类最基本的实践活动，是决定其他一切活动的实践活动，所以生产方式从根本上决定了生活方式。另外，生活方式一旦形成，就有一定的稳定性和相对独立性。

生活方式对健康的影响具有双重、双向性。良好的生活方式对健康具有维护、改善与促进作用，从而能有效减少或延缓疾病的发生。而不良生活方式（即有害健康的生活方式）对健康的负面影响是多方面的。包括加重人的精神心理负担；长期摄入或受到有害物质的影响，会对人体产生慢性的、潜在的，甚至是不可逆的危害；影响人的社会地位和社会适应性；增加个体和某一群体对致病因素的敏感性。许多研究已经证明，积极倡导健康的生活方式，改变不良生活方式对于有效预防一些慢性非传染性疾病具有不可替代的重要作用。

研究发现，冠心病、脑卒中、糖尿病、肿瘤及慢性呼吸系统疾病等常见慢性非传染性疾病都与吸烟、饮酒、不健康饮食、缺少体力活动等几种因素有关。从任何一个阶段实施干预都将产生明显的健康效果，干预越早，效果越好。

常见慢性病及其共同危险因素之间的内在关系如图4-3所示：

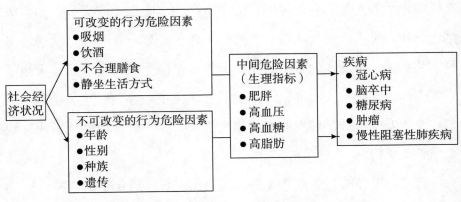

图4-3　常见慢性病及其共同危险因素之间的内在关系

（1）生活方式管理的概念

生活方式管理是通过健康促进技术，比如行为纠正和健康教育，来保护人们远离不良行为，减少危险因素对健康的损害，预防疾病，

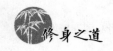

改善健康的一种管理。与危害的严重性相对应，膳食、体力活动、吸烟、适度饮酒、精神压力等是目前对国人进行生活方式管理的重点。

（2）行为的概念

人的行为除了受遗传因素影响外，还受后天所处的环境、学习、文化与教育、经济与社会等因素的影响。与生活方式相类同，人的行为对健康的影响也是双向性的。不良行为对健康具有负面及危害作用，包括对自我健康的不利影响、对他人健康的不利影响以及对环境健康的不良影响等；而文明良好的行为对健康具有促进、维护和改善作用，包括促进生理、心理及社会适应性健康，延缓和减少疾病发生，有利于疾病的治疗和康复，防止疾病的复发与恶化。

（3）生活方式管理的特点

第一，以个体为中心，强调个体的健康责任和作用。不难理解，选择什么样的生活方式纯属个人的意愿或行为。我们可以告知人们什么样的生活方式是有利于健康且应该坚持的，比如不应吸烟，如果吸烟应该戒烟；不应挑食、偏食，而应平衡饮食等。我们也可以通过多种方法和渠道帮助人们做出决策，比如提供条件供大家进行健康生活方式的体验，指导人们掌握改善生活方式的技巧等。但这一切都不能替代个人做出选择何种生活方式的决策，即使一时替代性地做出，也很难长久坚持。

第二，以预防为主，有效整合三级预防。预防是生活方式管理的核心，其含义不仅仅是预防疾病的发生，还在于逆转或延缓疾病的发展历程（如果疾病已不可避免的话）。三级预防包括：将疾病控制在尚未发生之时的第一级预防；通过早发现、早诊断、早治疗而防止或减缓疾病发展的第二级预防；防止伤残，促进功能恢复，提高生存质量，延长寿命，降低病死率的第三级预防。每一级生活方式管理都很重要，其中尤以第一级预防最为重要。针对个体和群体的特点，有效地整合三级预防，而非支离破碎地采用三个级别的预防措施，是生活方式管理的真谛。

第三，通常与其他健康管理策略联合进行。与许多医疗保健措施需要付出高昂费用为代价相反，预防措施通常是便宜而有效的，它们要么节约了更多的成本，要么收获了更多的边际效益。

（4）健康行为改变的技术

生活方式管理可以说是其他群体健康管理策略的基础成分。生活方式的干预技术在生活方式管理中举足轻重。在实践中，四种主要技术常用于促进人们改变生活方式。

①教育：传递知识，确立态度，改变行为。

②激励：通过正面强化、反面强化、反馈促进、惩罚等措施进行行为矫正。

③训练：通过一系列的参与式训练与体验，培训个体掌握行为矫正的技术。

④营销：利用社会营销的技术推广健康行为，营造健康的大环境，促进个体改变不健康的行为。

2. 需求管理

（1）需求管理的概念

人的需求按重要性和层次性排成一定的次序，从基本的（如食物和住房）到复杂的（如自我实现）。马斯洛需求理论把需求分成生理需求、安全需求、社交需求、尊重需求和自我实现需求五类，依次由较低层次到较高层次。当人的某一级的需求得到最低限度满足后，才

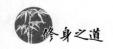

会追求高一级的需求，如此逐级上升，成为推动继续努力的内在动力。需求是健康管理产生的动力。

第一，生理需求。这是人类维持自身生存的最基本要求，包括饥、渴、衣、住、性等方面的要求。对食物、水、空气和住房等需求都是生理需求，这类需求的级别最低，如果这些需求得不到满足，人类的生存就成了问题。

第二，安全需求。安全需求包括对人身安全、生活稳定以及免遭痛苦、威胁或疾病等的需求。安全需求表现为安全而稳定以及有医疗保险、失业保险和退休福利等。

第三，社交需求。社交的需求包括对友谊、爱情以及隶属关系的需求。

第四，尊重需求。尊重的需求既包括对成就或自我价值的个人感觉，也包括他人对自己的认可与尊重。尊重的需求又可分为内部尊重和外部尊重。内部尊重是指一个人希望在各种不同情境中有实力、能胜任、充满信心、能独立自主。外部尊重是指一个人希望有地位、有威信，受到别人的尊重、信赖和高度评价。

第五，自我实现需求。自我实现需求的目标是自我实现，或是发挥潜能。这是最高层次的需要，它是指实现个人理想、抱负，发挥个人的能力到最大程度，完成与自己的能力相称的一切事情的需要。

按马斯洛需求理论假定，人们被激励起来去满足一项或多项在他们一生中很重要的需求。更进一步地说，任何一种特定需求的强烈程度取决于它在需求层次中的地位，以及它和所有其他更低层次需求的满足程度。马斯洛需求理论认为，激励的过程是动态的、逐步的、有因果关系的。人们总是优先满足生理需求，而自我实现的需求则是最难以满足的。

马斯洛需求理论如图4-4所示：

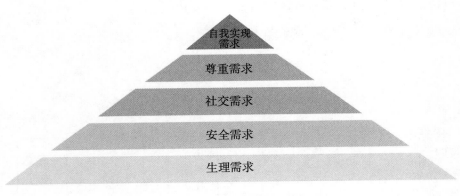

图4-4　马斯洛需求理论

（2）健康管理的需求管理

健康管理所采用的另一个常用策略是需求管理。需求管理包括自我保健服务和人群就诊分流服务，帮助人们更好地使用医疗服务和管理自己的小病。这一管理策略基于这样一个理念：如果人们在和自己有关的医疗保健决策中扮演积极作用，服务效果会更好。通过提供一些工具，比如小病自助决策支持系统和行为支持，个人可以更好地利用医疗保健服务，在正确的时间、正确的地点，利用正确的服务类型。

需求管理实质上是通过帮助健康消费者维护自身健康和寻求恰当的卫生服务，控制卫生成本，促进卫生服务的合理利用。需求管理的目标是减少昂贵的、临床并非必需的医疗服务，同时改善人群的健康状况。需求管理常用的手段包括：寻找手术的替代疗法、帮助患者减少特定的危险因素并采纳健康的生活方式、鼓励自我保健、干预等。

3.疾病管理

在疾病确诊之前，我们可以通过多种手段，对导致疾病的主要危险因素进行积极的干预，阻断或是减少危险因素，就很有可能推迟疾

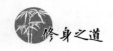

病的发生，甚至是逆转疾病的产生及发展进程，从而起到健康维护的目标。这是进行疾病健康管理最基本的理论根据。

从健康到疾病的演变如图4-5所示：

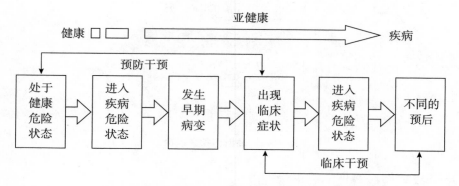

图4-5　从健康到疾病的演变

疾病管理是健康管理的又一主要策略，其历史发展较长。美国疾病管理协会对疾病管理的定义是："疾病管理是一个协调医疗保健干预和与患者沟通的系统，它强调患者自我保健的重要性。疾病管理支撑医患关系和保健计划，强调运用循证医学和增强个人能力的策略来预防疾病的恶化，它以持续性地改善个体或群体健康为基准来评估临床、人文和经济方面的效果。"

该协会进一步表示，疾病管理必须包含"人群识别、循证医学的指导、医生与服务提供者协调运作、患者自我管理教育、过程与结果的预测和管理以及定期的报告和反馈"。

由此可以看出，疾病管理具有三个主要特点：

（1）目标人群是患有特定疾病的个体。如糖尿病管理项目的管理对象为已诊断患有1型或2型糖尿病的患者。

（2）不以单个病例和（或）其单次就诊事件为中心，而关注个体或群体连续性的健康状况与生活质量，这也是疾病管理与传统的单个病例管理的区别。

（3）医疗卫生服务及干预措施的综合协调至关重要。疾病本身使得疾病管理关注健康状况的持续性改善过程，而大多数国家卫生服务系统的多样性与复杂性，使得协调来自多个服务提供者的医疗卫生服务与干预措施的一致性与有效性特别艰难。然而，正因为协调困难，也显示了疾病管理协调的重要性。

4. 案例：广东蕉岭"长寿乡"

长寿一直为世人所追求的理想，古往今来人们不断寻求长寿之方、探索养生之道，中国最古老的历史著作之一《尚书》，就将"长寿"放在"五福"之首。目前，23 万人口的蕉岭县有百岁老人 44 人，占该县总人口的 0.019%，80 岁以上老人有 7650 人，占该县总人口的 3.32%，人均预期寿命达 77.91 岁，各项指标均远远超出国家"长寿之乡"百岁老人占总人口 0.007% 以上、80 岁以上老人占 1.4% 以上的标准，于 2011 年 7 月被中国老年学学会授予"中国长寿之乡"，成为全国 20 个长寿之乡之一，是广东客家地区第一个长寿之乡。

（1）境美育福寿

蕉岭县是全国绿化模范县、国家可持续发展实验区、中国宜居宜业典范县、南岭生态区生态发展试点县，生态环境十分优美。进入蕉岭，就像进入了一个绿色的世界，到处是"青山绿水好空气"的景象。在镇山国家森林公园、长潭省级自然保护区和皇佑笔市级自然保护区，仍有成片的原始树林，有成片的参天古木。

"采菊东篱下，悠然见南山。"蕉岭县历届班子带领广大干部群众植树造林，深入开展"绿满蕉岭"大行动，扎实推进林分改造、韩江

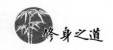

流域水源涵养、森林公园建设、自然保护区升级、生态公益林管护五大"生态工程"建设，用辛勤汗水换来了郁郁葱葱、枝繁叶茂。如今，蕉岭全县上下牢固树立了"青山在、希望在"的理念，认可生态，保护自然的意识在群众中蔚然成风。

在蕉岭县长潭省级自然保护区内，一株百年古树下立着清乾隆年间"禁伐林木"的示禁碑。现在，蕉岭已成为广东省生态最好的县之一，森林覆盖率达78.98%。在蕉岭，到处都是天然氧吧，空气中有着丰富的负离子，这种负离子可以通过刺激皮肤和呼吸道，引起神经反射而影响人体全身系统，调节内分泌，缓解紧张情绪，促进新陈代谢，增强机体抗病能力。

（2）风尚润高寿

"一方水土养一方人。"在蕉岭，健康长寿不仅是人与自然和谐发展的重要标志，更是经济社会科学发展的综合体现。近年来，蕉岭县围绕"加快绿色崛起、建设幸福蕉岭"核心任务，实施"中心带动、两翼齐飞、整体推进"的发展战略，实现幸福导向型产业提质增速。地方财力和城乡居民收入的大幅提高，为优质生活和健康养生打造了坚实的物质基础。

在促进县域经济绿色发展的同时，蕉岭县扎实推进环境保护和新农村建设，建设宜居宜业城乡，着力营造舒适安康的人居环境。县城城区面积7.5平方千米，周围群山绿化率达95%，城区人均绿地面积17平方米，建有10多座公园，以及大大小小的健身、文娱场所，形成"精致、绿色、和谐"的山水蕉城。

"颐养天年，乐在其中。"蕉岭人的健康长寿，也得益于公共服务的共建共享。该县不断健全医疗保健体系，注重完善老年服务，落实养老、医疗、生活等多项惠老政策，积极丰富老人精神文化生活，全县老年人文娱体育健身队有 469 支，"最美不过夕阳红"成为蕉岭一道亮丽的风景线。

"以道活心气，终岁得晏然。"这正是蕉岭人健康长寿文化的最好写照。博大精深的客家文化的教化，善良谦和的民风民俗的传承，培养出蕉岭人广阔的胸襟；聚族而居亦能和睦相处，淡泊名利，知书达理，保持了蕉岭人的平和心态；挥汗山间地头，耕耘黎明黄昏，热爱劳动，辛勤操劳，造就了蕉岭人健康的体魄。

（3）特产增康寿

"山川凝浩气，物华启人文。"丰富的绿色食品，使蕉岭人延年益寿。蕉岭大面积的森林植被形成了绿地小气候，全年空气清新，空气质量良好率达 100%；雨水充沛，年均降雨量 1600 毫米；地表蓄水丰富，蓄积量达 7.93 亿立方米，人均占有量 3479 万立方米，是全国人均占有量的 1.3 倍；地下水水质优良，酸碱度适中，富含人体所需的硒等微量元素。

硒被国内外医药界和营养界誉为"生命的火种"，享有"长寿元素""抗癌之王""天然解毒剂"等美称。经过科学检测，蕉岭境内土壤富含人体所需的微量元素，产出的农产品对人体健康长寿有很大的促进作用；全县饮用水源含有丰富的人体所需的硒、铁、锌、铜等微量元素，人体摄入后能极大增强抗病能力。蕉岭所产的大米、蔬菜、水果等富硒农产品，获得多项国家认证；蕉岭出产的富硒红茶、红菇、冬笋、淮山、金橘、黑花生、一线天蜂蜜酒、南国白珍珠酒等健康食品，加上粗茶淡饭的均衡饮食和起居有时的规律生活，成为蕉岭人健康长寿的秘方。

深度研究　　只做精品

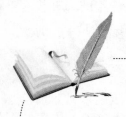

品牌出版传播首选

"企业成长新视点"系列书架

　　互联网风暴来袭，新的商业模式随着互联网的浪潮孕育而生，传统的企业管理与运营模式正在接受一场全新的洗礼与挑战。

　　基于当前企业管理运营中存在的疑点、难点、痛点，中国财富出版社与北京金师起点文化传媒携手国内经营管理方面的前沿讲师、学者及业内专家，匠心打造了"企业成长新视点"系列书籍，并细分为资本运营、管理技能、市场营销、人力资源、生产管理、公司治理、创业之路、商业模式运营等多个选题出版方向。

　　"企业成长新视点"书架诚邀企业界、培训界及商界名流及专家学者合作，共同打造有料、有趣、有生命力的作品，惠及广大读者以及一线的经营管理者。